초고령사회 일본,
재택의료를 실험하다

医療難民を救う「在宅型医療病床」(柴原 慶一)
IRYONANMIN WO SUKUU 'ZAITAKUGATA IRYOBYOSYO'

Copyright © 2018 by Keiichi Shibahara
Original Japanese edition published by Gentosha Media Consulting Inc., Tokyo, Japan.

This Korean edition published by The Korean Doctors' Weekly in 2021
by arrangement with Gentosha Media Consulting Inc.
through Japan Creative Agency Ind., Tokyo and Korea Copyright Center Inc., Seoul.

초고령사회 일본,
재택의료를 실험하다

시바하라 케이이치 지음 × 장학 옮김 × 이경숙 감수

청년의사

2025년이 되면 단카이 세대(1948년 전후에 태어난 일본의 1차 베이비 붐 세대―옮긴이)가 75세 이상인 후기고령자로 접어들게 된다. 즉, 일본 국민 3.3명 중 1명꼴로 65세 이상이며 5.6명 중 1명꼴로 75세가 되는, 지금까지 세계 어느 나라에서도 경험한 바 없는 초고령사회의 문턱에 들어서는 것이다. 고령화와 더불어 일본 사회가 직면하는 또 다른 문제로는 저출산과 인구 감소가 있다. 인구 전체에서 65세 이상이 차지하는 비율(고령화율) 역시 2017년에 30%에 육박하여 세계 1위가 되었다. 이 고령화율은 2025년 이후에도 계속 상승하여 2036년에는 3명당 1명이 65세 이상이 되고, 2065년에는 일본 국민의 2.6명 중 1명이 65세 이상의 고령자면서 동시에 4명 중 1명이 75세 이상의 후기고령자인 사회가 올 것으로 추측한다.*

그렇다면 과연 그때도 지금의 사회보장제도가 제 기능을 하고 있을까? 2025년은 머지않은 미래이며 시작에 불과하다. 의료·요양 비용 등을 포함한 사회보장급부비(연금과 의료비 등 각종 사회보장비의 합계―옮긴이)는 고령화와 함께 앞으로도 계속 증가할 전망이다. 최근 사회보험료 수입은 60조 엔으로 제자리걸음인 반면, 사

---

* 일본 통계청, 국립사회보장·인구문제연구소 조사.

회보장급부비는 2025년 시점에 150조 엔에 이를 것으로 보인다.**
전체 의료비 중 65세 이상의 고령자 의료비가 차지하는 비율은
2015년도에 60%를 넘었다. 한편, 총인구는 일관적으로 감소하는
국면을 보이지만, 생산연령인구가 줄어드는 이때 누가 증가하는
부담을 짊어질 것인지도 문제다. 사회보장급부비가 국가 재정을
압박하고 있는 상황은 하루빨리 해결되어야 한다.

　일본 정부도 대책 마련에 나서고 있다. 이른바 '지역포괄케어
시스템'의 추진이 그중 하나다. 이는 병원 중심의 의료에서 고령
자의 '주거'를 중심으로 한 지역완결형 의료로의 전환을 꾀한다.
또한 재택의료 또는 재택요양에 기인한 재활 및 돌봄시설과의 연
계를 통해 의료비를 절감하려는 움직임이기도 하다.

　일본은 다른 선진국에 비해 인구당 병상수가 많고 평균적인 병
원 입원 기간이 매우 긴데, 이런 특징이 사회보장비를 크게 압박
하고 있다. 이에 정부는 목적이나 대상이 제각각이었던 병상의 기
능을 급성기, 회복기, 만성기로 명확히 구분하고, 그 기능별로 퇴
원일수 목표를 정하여 전국의 약 135만 병상 중에서 2025년까지
약 20만 병상을 감소할 방침을 세웠다. '이따금 병원, 주로 재택'을

** 후생노동성, 〈사회보장에 드는 비용의 장래 추계에 대해서(급부비 전망)〉.

기조로 병원의 병상을 줄이고 주거를 중심으로 다직종이 연계하여 의료와 돌봄, 복지를 유기적으로 제공하려는 것이다. 물론 이 방책이 효과를 거두려면 지금까지 병원 침대에 의지할 수밖에 없었던 환자들이나 퇴원한 사람들을 받아들일 '주거'에 의료와 돌봄이 충분히 정비되어서 지체 없는 연계가 이루어져야 한다. 그러나 의료적으로 직면한 과제와 요구는 지역별로 크게 상이해서 이 정책이 효과적일 수 있을지는 미지수다.

2025년에 직면할 것으로 예상되는 또 다른 문제로는 '초고령 다사사회(多死社会, 노인의 증가로 사망자 수가 급격히 증가하는 현상—옮긴이)'가 있다. 2025년의 연간 사망자 수는 현재의 약 130만 명*에서 20만 명 이상 증가한 약 153만 명에 달할 것으로 추산하고 있다.** 따라서 병간호나 종말기 의료를 위한 침대를 병원에만 의지한다는 건 도저히 불가능하다. 노화로 인한 암이나 만성질환 등을 안고서 종말기 의료를 필요로 하는 사람이 계속 증가하고 있기 때문이다.

병원 침대를 필요로 하는 사람은 계속 늘어나는데 수용할 공간

---

* 후생노동성, 〈2016년 인구 동태 추계〉.

** 내각부, 《고령사회백서(2016년도판)》.

은 한정되어 있다. 그 결과 어쩔 수 없이 퇴원하게 된 사람들이 강 상류에서 점점 흘러내려 가고 있다면, 강 하류에서는 이를 받아들일 시스템이 정비되지 못하는 실정이다. 유료노인홈(노인을 이주시켜 입욕, 식사 등 생활 전반에 필요한 서비스를 제공하는 민간시설—옮긴이), 특별양호노인홈(요개호 3~5등급 노인이 사실상 생을 마칠 때까지 머무는 공적인 요양생활시설로 민간시설에 비해 상대적으로 비용이 저렴함—옮긴이), 개호노인보건시설(요개호 1~5등급의 노인에게 재활과 회복 등에 필요한 서비스를 제공하여 재택 복귀를 지원하는 시설—옮긴이)처럼 고령화에 대비하는 시설은 수요를 어느 정도 충족하고 있다. 문제는 이런 시설에서도 받지 못하는 환자들이 있다는 점이다. 의료 의존도가 높은 고령자 등이 그렇다.

이렇게 갈 곳을 잃은 '의료난민'의 존재가 심각한 과제로 떠오르고 있다. 예를 들어 한 고령자가 뇌출혈로 쓰러져 급성기 병원에서 응급치료를 받았다고 가정하자. 인공호흡기를 붙이고 긴급 수술을 해서 목숨은 건졌다. 하지만 자발적 호흡이 되지 않아 인공호흡기를 뗄 수 없는 상황이다. 어느 정도 상태가 안정되어 병원에서는 퇴원을 권하지만, 인공호흡기를 장착한 상태라 퇴원 후에 갈 곳이 없는 처지가 되었다. 예를 든 것이지만 실제로도 이런 사례가 적지 않다.

또한 언제 상태가 급변할지 알 수 없는 종말기 암 환자나 신경 관련 난치병 환자, 또는 중증의 장애가 있는 환자들처럼 높은 수준의 간호케어가 필요한 이들도 예전처럼 병원에 계속 입원해 있기 어려운 시대다. '병을 고치는' 장소인 급성기 병원에서 이런 만성기나 종말기에 있는 환자들에게 해줄 수 있는 의료는 제한적이기 때문이다. 이처럼 낫지 않는 병을 안고 요양생활을 할 수밖에 없는 사람이 늘어가는 것이 초고령사회의 실상이다. 지역에서 사라져가는 병원의 침대를 대신하여 생활의 터전에서 이뤄지는 의료, 즉 '지역포괄케어시스템'이 유일한 대안으로 떠오르는 이유다.

현재, 재택의료 제공 체계를 지역에 정착시키기 위한 움직임은 일본 각지에서 활발히 일어나고 있다. 국가적으로는 24시간 대응되는 재택의료와 같은 방문진료에 보험수가 인센티브를 마련하는 등 이러한 추세를 촉진하고 있다. 하지만 침대를 필요로 하는 강상류에서의 흐름은 멈추지 않고 있다. 의료자원은 지역별로 큰 격차가 있으며, 24시간 대응할 수 있는 주치의 수는 많지 않다. 의료 소외지역에서의 의사 확보는 큰 문제다. 비교적 의료가 잘 정비된 도시에서도 재택의료에는 한계가 있어서 그 대부분이 가족의 돌봄에 의존한다. 독거가구, 노노케어(노인을 같은 노인이 돌보는 것—옮긴이)가 급증하는 현실이다. 자택에서 돌봐주고 싶어도 높은 수준의 간호케어가 필요하면 그럴 수 없게 되는 안타까운 상황이 많다.

돌봄을 필요로 하는 이들이 우선 떠올리는 선택지는 특별양호
노인홈이지만, 이미 2017년에 입주 희망자가 36만 명을 돌파하여
누구나 쉽게 들어갈 수 있는 상황이 아니다. '서비스 제공 고령자
주택'이라는 것도 있지만, 입주 비용이 워낙 비싸서 입주할 수 있
는 사람은 극히 일부에 불과하다. 높은 비용이 문제의 전부는 아
니다. 앞서 언급했던 대로 인공호흡기를 장착한 상태에서는 입주
를 거부당하는 사례가 많기 때문이다. 또한 마지막 거처로 생각하
고 입주한 요양시설이나 노인홈에서도 암이나 난치병 등으로 의
료 의존도가 높아지면 퇴거를 강요당하는 일도 있다. 즉, '의료 의
존도가 높은 환자를 받을 곳이 없다', '병원과 요양시설의 사각지
대에 있는 환자에게 손 내밀어 주는 시설이 충분하지 않다'는 것이
지금의 일본 사회가 안고 있는 문제점이다. 따라서 이 책에서는
안심하고 요양생활을 보낼 곳이 없어 불안한 '의료난민' 과제의 해
결책을 제안하고자 한다.

나는 교토대학에서 의학 연구자로 활동한 후, 인생의 제2막을
새로 시작하고 싶다는 생각에서 경영자로 전환하여 '지역 의료 살
리기'를 테마로 내걸고 활동하고 있다. 연구자 시절에는 급성기
치료를 마친 만성기 환자가 지내는 병원에서 근무했다. 이 경험으

로 통감했던 것이 있다. 의학적 치료를 끝내고 장기간 요양생활을 할 때는 의사의 역할도 물론 중요하지만, 환자가 원하는 생활을 할 수 있도록 함께 고민하고 도와주는 '간호사'의 존재가 특히 중요하다는 사실이었다.

고령화와 저출산으로 인구 감소가 진행됨에 따라 의사 확보는 지방 병원에 생존이 걸린 문제가 되기도 한다. 내가 '지역 의료 살리기'를 테마로 내걸고 방문한 도호쿠 지방의 병원에서 마주했던 건, 365일 24시간의 과중한 근무로 병원을 지탱하는 의사와 간호사들이었다. 열심히 일하던 의사들은 업무 과다를 견디지 못하고 점차 병원을 떠났고, 이는 남은 의료종사자들의 부담을 증가시켜 결국 병동 폐쇄 또는 폐원이라는 악순환을 낳았다. 이는 의료 체계 붕괴의 냉엄한 현실이었다. 이 문제를 해결하고자 내가 찾은 해답이 바로 일본의 미래를 지탱할 새로운 의료 인프라인 '재택형 의료병상'이었다. 재택형 의료병상이란 의료 의존도가 높은 환자의 요양병상에 일상의 기능을 더한 집합주택을 말한다.

재택형 의료병상에서는 일정 수의 간호사가 24시간 동안 순회, 케어, 모니터링을 제공하므로 환자의 상태가 급변해도 즉시 조치할 수 있다. 낮 시간대에는 담당 의사가 방문하여 병원에서처럼 세심한 간호케어를 받을 수 있다. 자세한 내용은 본문에서 설명하겠지만, 이러한 시스템을 통해 간호케어가 필요한 환자나 고령자들이 전문가의 감독을 상시 받게 되면 가족의 부담이 대폭 줄어들 수 있다. 부차적인 이점으로는 귀중한 인적 자원임에도 현 제도에서는 이직이나 휴직 등으로 충분히 활용할 수 없었던 간호사들에게 직장을 제공한다는 점도 있다.

나는 이 재택형 의료병상의 네트워크를 새로운 의료 비즈니스 모델로서 각 지역에 점차 확대해가고자 한다. 이 책을 통해 많은 독자들이 재택형 의료병상이 가진 가치와 가능성을 실감하기를 바란다. 이 새로운 시도가 불안 속에 있는 의료난민과 그 가족, 그리고 어려운 지역 의료에 일말의 서광이 되었으면 좋겠다.

차례 ───

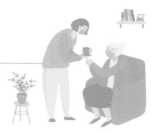

제3장 공유병상으로 지역 의료를 돕는
'재택형 의료병상'

제4장 재택형 의료병상이 가져온 병상의 풍요로움
—현장 에피소드 모음

제5장 **민간 비즈니스의 힘이
일본 의료를 바꾼다**

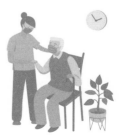

현대 일본의 인구 구조와 경제 상황은 국민개보험제도나 국민연금제도가 탄생했던 시대와 근본적으로 달라져 있다. 다시 말해서 당시의 일본과 지금의 일본은 사회 모습이 전혀 다르므로, 증축에 증축을 거듭한 건물처럼 제도에 이것저것 덧붙이는 방법으로는 상황을 더욱 복잡하게 만들 뿐이다. 문제를 깔끔하게 해결하기 위해서 보건의료 시스템의 근본적인 재조정이 필요한 시기에 와 있다. 어쩌면 지금이 마지막 기회일지도 모른다.

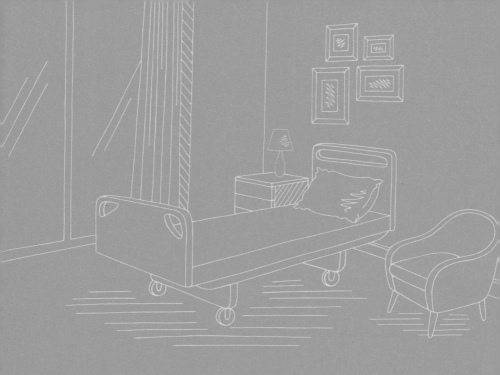

제 1 장

일본의
사회보장제도가
붕괴되고 있다

고령자 증가로 생산연령인구가
줄어드는 고령화대국

일본은 세계 톱클래스의 평균수명을 자랑하는 장수대국이다. 2010년 통계에서 남성의 평균수명은 79.64세, 여성은 86.39세였으며 그 수치는 계속 높아지고 있다. 일본 내각부 자료에 의하면 2050년에 남성의 평균수명은 83.55세, 여성은 90.29세가 되어, 여성에 국한하면 '인생 90세' 시대가 열린다고 전망하고 있을 정도다.

이는 전 세계 여러 나라들과 비교하면 눈부신 성과임을 알 수 있다. 이렇게 높은 장수율은 전 국민을 대상으로 하는 일본의 국민개보험제도(国民皆保険制度, 한국의 국민건강보험제도에 해당—옮긴이) 덕분이다. 일본에서는 전체 비용의 30% 또는 그 이하의 금액만 부담하면 전국의 모든 병원 및 의원에서 누구나 진찰이나 치료 등의 의료 혜택을 받을 수 있다. 또한 고액요양비제도(高額療養費制度, 한국의 본인부담액상한제에 해당—옮긴이) 덕분에 수술 등으로 고액의 치료를 받았다 해도, 그게 보험 진료라면 달마다 지불하는 본인 부담 한도액을 자신의 수입에 맞춰 낮출 수 있다. 그 이상의 본인 부담액은 선지급금으로 메우지만, 신청하면 환불받을 수 있어서 누구라도 고액의 의료 혜택을 평등하게 받을 수 있다.

이는 일본 국민에게는 당연하게 여겨지는 일들이지만 외국에서는 결코 당연한 일이 아니게 된다. 의료비에 보험이 일률적으로

평균수명의 추이

- 평균수명(2010년 기준)은 남성 79.64세, 여성 86.39세
- 2050년에는 여성 평균수명이 90세를 넘을 것으로 추정

평균수명의 추이와 장래 추계

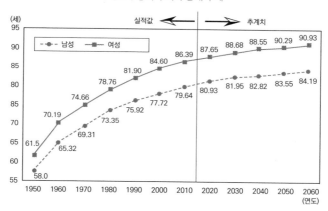

주 1970년 이전은 오키나와를 제외한 값이며, 0세의 평균여명이 평균수명

출처 1950년 및 2010년은 후생노동성 〈간이생명표〉, 1960년부터 2000년까지는 후생노동성 〈완전생명 표〉, 2020년 이후에는 국립사회보장·인구문제연구소 〈일본의 장래 추계인구(2012년 1월 추계)〉의 출생 중위 및 사망 중위 가정에 의한 추계 결과

고령화율의 국제 비교

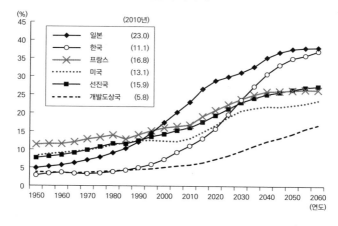

적용되는 건 선진국에서도 흔하지 않다. 미국에서 수술이나 입원 등으로 몇만 달러가 청구되었다는 사례는 종종 들려온다. 하지만 일본에서는 '돈이 없어서 병원에 못 간다', '비용 때문에 약을 처방받을 수 없다'는 사태를 최대한 줄이고 모두가 평등하게 최신 의료 혜택을 받을 수 있도록 설계된 의료제도 덕분에 오늘날의 장수대국이 될 수 있었다. 전 세계적으로 보기 드문 '따뜻한' 의료 시스템을 가진 국가다.

하지만 모든 것에는 밝은 면이 있으면 어두운 면도 있기 마련이다. 이처럼 뛰어난 의료보험제도가 파탄의 위기에 몰려 있다. 일본의 의료비는 2017년 기준으로 38.9조 엔(예산 기준)이며, 현재는 약 40조 엔까지 올라갔다. 여기에 요양비과 연금 등을 포함한 사회보장급부비는 총 120조 엔이다. 국민소득(National Income, NI)이 403조 엔이므로 일본 국민이 번 돈의 30% 정도가 의료 및 요양, 연금 등의 사회보장급부비를 충당하는 데 쓰인다는 계산이 나온다.

고도의 경제 성장기를 지나 성숙기에 접어든 일본에 예전과 같은 급격한 경제 성장을 기대할 순 없겠지만, 이 사회보장비는 앞으로도 '차곡차곡' 증가할 것이 확실하다. 최신의 추산에 따르면 2040년에는 사회보장비가 190조 엔까지 치솟을 것이며, 설령 경제성장률이 매년 2% 전후를 달성해간다고 해도 사회보장급부비 상승률이 이를 웃돌 것으로 예상된다. '설령'이라고 말했지만,

의료비 동향

2015년도 국민의료비는 약 42.3조 엔(실적 전망)이며, 이 중 후기고령자 의료비는 약 15.2
조 엔으로 전년도 대비 약 3.8% 신장했다.

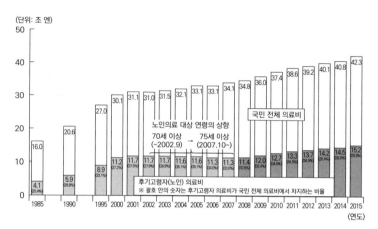

(단위: 조 엔)

국민 전체 의료비

노인의료 대상 연령의 상향
70세 이상 → 75세 이상
(~2002.9)   (2007.10~)

후기고령자(노인) 의료비
※ 괄호 안의 숫자는 후기고령자 의료비가 국민 전체 의료비에서 차지하는 비율

(연도)

(실적 전망)

(진료수가 개정)	0.2%	-2.7%	-1.0%	-3.16%	-0.82%	0.19%	0.004%	0.10%

(주요 제도 개정)

- 개호보험제도 시행 / 고령자 10% 부담 도입 (2000년)
- 고령자 10% 부담 정착 (2002년)
- 피고용자 본인 30% 부담 (2003년)
- 가진고령자 30% 부담 등 / 현역 세대 수준의 소득을 (2006년)
- 미취학 아동 20% 부담 (2008년)
- 70~74세 20% 부담 ※ (2014년)

※ 70~74세의 일부 부담금 비율의 예산 동결 조치 해제(10→20%). 2014년 4월 이후에 70세가 된 사람 중 20%, 같은 해
3월까지 70세에 이른 사람은 10%로 유지함

주 2014년도와 2015년도 국민의료비(후기고령자 의료비 포함. 이하 동일)는 실적 전망. 2014년도와 2015년도분은
2013년도 국민의료비에 2014년도와 2015년도의 대략적 의료비 증가율을 곱하여 추계함

제1장 ― 일본의 사회보장제도가 붕괴되고 있다 **21**

사실 지속적인 경제성장률 예측이 현실적이지 않다는 건 물가나 인건비 상승 등 여러 경제 지표만 봐도 자명하다.

이 상태로는 사회보장비 재원 확보가 지금보다 더 어려워질 것이다. 이른바 '병원비'가 점점 가계를 압박하는 상황이 나라 전체에서 일어나고 있다. 일본 사회가 이와 같은 사태에 빠진 이유는 실제 수와 비율에서 고령자가 점점 늘고 있기 때문이다. 일본의 총인구는 2016년 10월 시점으로 1억 2,693만 명이지만, 그중 65세 이상의 고령자가 3,459만 명으로 총인구에서 차지하는 비율(고령화율)이 27.3%나 된다. 즉, 4명 중 1명은 65세 이상인 사회를 맞이한 것이다. 1980년대에는 다른 선진국들에 비해 일본의 고령화율이 낮았지만, 2005년을 기점으로 가장 높은 고령화율을 보이게 됐다. 앞으로도 그 경향은 변함없을 것이다.

고령인구는 단카이 세대(1948년 전후에 태어난 일본의 1차 베이비붐 세대―옮긴이)가 75세 이상이 되는 2025년에는 3,677만 명이 되고, 고령인구가 정점에 달하는 2042년에는 3,935만 명이 될 것으로 추산한다. 단카이 주니어(단카이 세대의 자녀들로 1970~1974년에 출생한 2차 베이비붐 세대―옮긴이)가 65세 전후가 될 2036년에는 고령자 비율이 33.3%, 즉 3명 중 1명이 65세 이상의 고령자가 된다. 당연히 사회보장비 중에서도 고령자에 대한 급부비(연금보험급부비, 고령자의료급부비, 노인복지서비스급부비, 고연령고용계속급부비)가 더욱 큰 부담이 되어 국민을 압박해갈 것은 말할 필요조차 없게 되어버렸다.

사실 저출산 대책도 뚜렷한 성과를 보이지 않는 가운데, 총인구는 장기적으로 감소하고 생산연령인구는 줄고 있다. 1950년에는 고령자 1명을 생산연령인구 12.1명이 돌보았다면, 2015년에는 생산연령인구 2.3명이 고령자 1명을 돌보게 되었다. 이 상태로 간다면 2065년에는 생산연령인구 1.3명이 고령자 1명을 돌봐야 한다. 다양한 사회보장서비스를 필요로 하는 사람들은 늘어나는데, 그 비용을 벌어야 하는 사람들은 점점 줄고 있는 것이다.

이대로는 의료제도를
유지할 수 없다

이러한 인구 구조의 변화로 정부에서는 재원 확보에 안간힘을 쓰고 있다. 의료 및 요양과 관련된 본인 부담금은 서서히 늘어나고 있으며, 고령자들에게도 '능력에 따른 부담'을 요구하는 것이 차츰 당연시되고 있다. 물론 각자의 경제력에 따른다고는 하지만, 부담의 정도가 적절한지는 논란의 여지가 있다.

고액요양비제도 덕분에 달마다 지불하는 의료비는 상한선이 정해져 있지만, 실제로 그 상한액은 조금씩 올라가고 있다. 예를 들어 2017년 8월에는 70세 이상 75세 미만의 고령자가 연 수입이 370만 엔을 초과하는 경우 '현역 수준의 수입'이라고 하여 기존의

44,400엔에서 57,600엔으로 본인 부담금 상한액이 인상되었다(본인 부담 30%). 이보다 낮은 수입인 156만 엔 이상인 경우도 상한액이 12,000엔에서 14,000엔(연간 상한액 144,000엔)으로 인상되었다. 이는 오랜 기간 회사에 다니다가 퇴직한 평범한 회사원이 연금 수입만을 받을 경우가 해당된다.

게다가 이듬해 8월부터는 연 수입이 370만 엔 이상인 사람들의 부담액을 3단계로 나누어, 외래(개인)일 경우 정액이었던 상한액이 세대별 상한액과 동일하게 분류되었다. 즉, 연 수입이 370만 엔에서 약 770만 엔까지인 사람의 상한액이 '81,000엔 + (의료비 − 267,000엔) × 1%'로 통일된 것이다. 오른쪽 표에서도 알 수 있듯이 그보다 많은 소득을 가진 사람의 상한액은 더욱 크게 치솟았다.

돌봄요양 분야에서도 고령자의 부담 증가는 착실하게 진행되고 있다. 2018년 8월부터는 연금 수익이 340만 엔 이상이면 '현역 수준의 소득'이 있다고 간주되어 본인 부담금이 30%로 늘어났다. 연금 수익이 280만 엔 이상이고 340만 엔 미만이면 '일반'으로 분류되어 본인 부담은 20%에 머물지만, 대신 본인 부담 한도액(월액)이 37,200엔에서 44,400엔으로 인상된다. 이처럼 고령자를 포함한 의료보험 및 개호보험(한국의 노인장기요양보험에 해당—옮긴이)의 본인 부담 비율은 앞으로도 계속 상승한다고 보는 것이 타당하다.

수입이 많은 사람들에게 더 많이 부담시키려는 의도가 이해되지 않는 건 아니지만, 연 수입 370만 엔 또는 340만 엔이라는 기준

70세 이상 고액요양비 부담액 변경

현행

구분	외래(개인별)	한도액(세대별※)
현역 수준의 소득자 (연 수입 약 370만 엔 이상)	44,400엔	80,100엔 +1% 〈44,400엔〉
일반 (연 수입 156만~370만 엔)	12,000엔	44,000엔
저소득자	8,000엔	24,600엔
저소득자 (일정 소득 이하)	8,000엔	15,000엔

1단계(2029년 8월~2030년 7월)

구분	외래(개인별)	한도액(세대별※)
현역 수준의 소득자	57,600엔	80,100엔 +1% 〈44,400엔〉
일반	14,000엔 (연간 144,000엔 상한)	57,600엔 〈44,400엔〉
저소득자	8,000엔	24,600엔
저소득자 (일정 소득 이하)	8,000엔	15,000엔

2단계(2030년 8월~)

구분	외래(개인별)	한도액(세대별※)
연 수입 약 1,160만 엔~	252,600엔+1% 〈140,100엔〉	
연 수입 약 770만~약 1,160만 엔	167,400엔+1% 〈93,000엔〉	
연 수입 약 370만~약 770만 엔	80,100엔+1% 〈44,400엔〉	
일반	18,000엔 (연간 144,000엔 상한)	57,600엔 〈44,400엔〉
저소득자		24,600엔
저소득자 (일정 소득 이하)	8,000엔	15,000엔

※ 같은 세대 중에서 같은 보험에 속하는 자
주 〈 〉로 된 금액은 지난 12개월 중 3회 이상 고액요양비를 지급받았을 경우 4회 이후의 한도액(다수 해당)이며, 연 수입은 도쿄에 거주하는 독신자의 예

70세 이상 고액개호를 합산한 요양비 부담액 변경

현행

구분	70세 이상 (※1)
현역 수준 (연 수입 370만 엔 이상)	67만 엔
일반(연 수입 156~370만 엔)	56만 엔
저소득자	31만 엔
저소득자 (일정 소득 수준 이하)	19만 엔 (※2)

세분화 + 상한액 인상 / 보류 사항

2018년 8월~

구분	70세 이상 (※1)	[참고] 70세 미만 (※1)
연 수입 약 1,160만 엔 이상	212만 엔	212만 엔
연 수입 770만~1,160만 엔	141만 엔	141만 엔
연 수입 370만~770만 엔	67만 엔	67만 엔
일반(연 수입 156~370만 엔)	56만 엔	60만 엔
저소득자	31만 엔	34만 엔
저소득자 (일정 소득 수준 이하)	19만 엔(※2)	

※1 대상 가구에 70~74세와 70세 미만이 혼재하는 경우 먼저 70~74세의 본인 부담 합산액에 한도액을 적용한 후, 남은 부담액과 70세 미만의 본인 부담 합산액을 합한 금액에 한도액을 적용함
※2 요양 서비스 이용자가 세대 내에 여러 명 있는 경우는 31만 엔

이 과연 적절하다고 볼 수 있을지는 의문이다. 몸이 예전 같지 않은 고령자에게 경제적인 부담은 현역 세대 이상으로 불안을 가중한다. 단순히 본인 부담만 늘리는 건 그 불안을 부추기는 시책일 수 있다.

그렇다고 현역 세대에 새로운 부담을 강요해야 하는가, 하고 물으면 그것 역시도 신중하게 논의되어야 할 것이다. 꾸준히 증가하고 있는 사회보장급부비를 고령자나 현역 세대의 부담 증가만으로 감당하기란 이미 어려운 일이 되었다.

지출을 줄여
의료제도를 지킨다?

사회보장급부비를 위한 재원을 지키기 위해서는 '들어오는 돈'을 늘리는 것과 동시에 '나가는 돈'을 줄이는 조치를 병행해야 한다. 이른바 의료보험제도의 개혁이다. 후생노동성은 다양한 방안으로 의료보험의 지출을 가능한 한 억제하려고 고심하고 있다. 그중 대표적인 방안이 병원의 병상수 축소와 재원일수(입원 기간)의 단축이다. 수술이나 입원 등이 이뤄지는 병원(급성기 병원)은 의료를 제공하는 시설 중에서 가장 많은 비용이 드는 곳이다. 수준 높은 의료가 집중된 시설이므로, 그 자원을 낭비하게 되면 아무래도 의료비는 늘어나고 만다.

제2장에서 자세하게 설명하겠지만, 후생노동성은 병원의 병상 수를 적극적으로 축소함으로써 환자가 입원하는 총 재원일수를 전국적으로 줄여 의료비를 절감하고자 한다. 이로 인하여 일본의 의료가 부실해지는 건 아닌가, 하는 우려도 있을 수 있지만 꼭 그렇지만은 않다. 왜냐하면 일본은 다른 선진국과 비교해도 인구당 병상수가 상당히 많고 평균 재원일수도 긴 편이기 때문이다.

예를 들어서 후생노동성이 발표한 2013년도 자료에 의하면, 인구 천 명당 병상수와 급성기 병상(일본의 경우 일반 병상)의 평균 재원일수는 각각 일본이 13.3병상과 18.2일, 독일이 8.3병상과 7.3일,

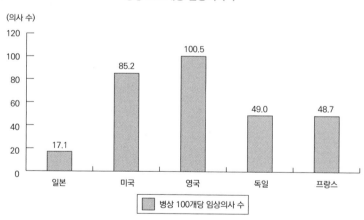

병상 100개당 임상의사 수

주1 일본은 2012년, 미국은 2012년, 영국은 2013년, 독일은 2013년, 프랑스는 2012년도 자료
주2 병상 100개당 임상의사 수는 임상의사 수를 병상수로 단순하게 나누어 100을 곱한 수치
출처 OECD Health Statistics(후생노동성 정책총괄관부 정책평가관실 작성, 2015년)

프랑스가 6.3병상과 5.2일, 영국이 2.8병상과 6.6일, 미국이 2.9병상과 5.4일 등이었다. 식생활이나 그 밖의 생활습관 등으로 병에 노출되는 정도나 종류에 차이는 있겠지만, 그렇다 치더라도 일본의 병상수와 평균 재원일수는 '대단히 많다'고 해도 무방하다. 한편, 병상 100개당 임상의사 수는 일본 17.1명, 독일 49명, 프랑스 48.7명, 영국 100.5명, 미국 85.2명으로 일본이 압도적으로 적고, 병상 100개당 임상간호직원의 수도 마찬가지로 일본만이 적은 상황이다.

평균 재원일수가 짧고, 단위 인구당 병상수가 적으며, 단위 병상당 임상의사와 간호직원의 수가 많다는 것은 그만큼 치료가 필요한 환자를 집중적으로 케어해서 빨리 퇴원시키고 있다는 의미다. 일본의 상황은 이와 정반대다. 의료자원이 효율적으로 활용되고 있지 않은 것이다. 알기 쉽게 설명하자면, 일본 전역에서 보면 병상수는 많지만 입원환자를 담당하는 의사나 간호사가 적고, 입원의료에 소홀한 지역이 있다. 당연히 적은 인원으로 병상을 관리해야 하는 의사나 간호사의 부담이 커진다.

하지만 인구 천 명당 임상의사 및 간호직원의 수를 나라별로 비교하면, 일본의 인구당 의사 및 간호사의 수가 극단적으로 적은 편은 아니라는 것을 알 수 있다. 다만 '넓고, 얇게' 존재하고 있는 것이 문제다. 또한 타국 병원의 평균 재원일수가 일본과 비교해 상당히 짧다고 했지만, 조기 퇴원은 병원의 노력만으로는 불가능하다. 환자의 퇴원 후 요양생활을 뒷받침해줄 인프라가 지역에 조성되어 있어야 가능하다.

일본 진료수가의 원형은 1958년에 만들어졌다고 여겨지지만, 그 당시 대부분의 의료기관은 진료소였다. 그로 인해 진료수가는

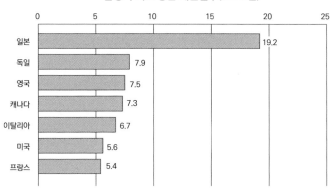

인구 천 명당 임상의사 및 간호직원 수

(단위: 명)

	임상의사 수	간호직원 수
일본	2.3	10.5
미국	2.6	11.1
영국	2.8	8.2
독일	4.1	13
프랑스	3.1	9.7

주 일본은 2012년, 미국 2013년, 영국 2013년, 독일 2013년, 프랑스 2014년도 자료
출처 OECD Health Statistics(2015년)

급성기 의료 평균 재원일수(2006년)

국가	일수
일본	19.2
독일	7.9
영국	7.5
캐나다	7.3
이탈리아	6.7
미국	5.6
프랑스	5.4

출처 OECD(경제협력개발기구) Health data

대체로 진료소에는 평가가 후하고 병원 의료, 특히 고차 기능의료나 입원 부문에 대해서는 평가가 지극히 박하다는 특징이 있다.

입원의료가 불충분해지는 현상에는 이와 같은 역사적 배경이 있다. 그러나 의료 전반에 걸치는 구조적 과제에 근본적인 해결안을 마련하지 않고, 진료수가의 '조정'이라는 부분 최적화만을 반복하면 어떻게 될까. 요즘 소리 높여 외치는 '의료 붕괴'는 병원 붕괴로 인한 '지역 의료의 붕괴'라고 생각하지 않을 수 없다.

의료비용 억제를 위해
행위별수가제에서 포괄수가제로

후생노동성은 병원의 효율적인 의료자원 활용을 목표로 2003년 4월, 급성기 병원의 입원의료비를 정액으로 지불하는 제도를 시작했다. 이는 의료행위의 단가를 하나하나 모아서 합산하는 기존의 행위수가 방식과는 다르다. 입원 기간에 치료한 질병 중에서 가장 많은 의료자원을 투입한 한 가지 질환에 한하여, 후생노동성이 정한 일일 정액점수로 이루어진 포괄평가분(기본입원료, 검사, 투약, 주사, 화상진단 등)을 합쳐서 산정하는 방식이므로 '포괄의료비지불제도(이하 DPC)'라고 부른다. 입원 하루당 보수는 '진료군 분류'라는 구분별로 입원 기간에 따라 정해져 있다. 특정기능병원(높은 수준의 의료를 제공하는 의료기관 중 후생노동성 장관에 의해 승인된 병원—옮긴이)을 대상으로 도입된 이후, 대상 병원이 단계적으로 확대되어 2014년에는 모든 일반 병상의 약 55%가 DPC 제도를 적용하고 있다.*

쉽게 설명하자면 지금까지는 진찰, 검사, 치료 등의 진료행위마다 단가를 적립해서 지불했다. 각각의 행위를 하면 할수록 진료 점수가 늘어나고 의료기관에 지불되는 수가가 늘어나는 구조여서 그 자체가 과잉 의료행위를 유인한다는 지적도 있었다. 이를 개선하기 위하여 질환별로 일괄적으로 수가를 지불하여, 그 범위 내에서 의료를 제공하도록 하는 방침으로 전환해 의료비를 저감하고자 하는 것이다. 아직 모든 질환이나 병원에 적용되고 있진 않지만 이와 같은 수가 체계는 앞으로도 계속 확대될 것으로 보인다.

조금 더 자세하게 설명하자면, 포괄수가의 보수 체계에서는 질환별로 표준적인 재원일수가 규정되어 있다. 입원에 대한 수가도 의료행위 전체를 정리해 일률적으로(포괄 지불) 진료수가를 지불하도록 되어 있다. 이로 인해 입원 중에 검사 및 투약 등을 몇 번이고 해도 진료수가가 늘어나지 않는다. 더욱이 표준 재원일수를 질환마다 정해두었기 때문에 이보다 빨리 환자를 퇴원시키면 진료수가가 가산되어 흑자 폭이 늘어나는 구조다. 반대로 입원일수가 길어지면 병원이 부담하는 비용이 늘어난다. 병원에 지불되는 금

---

* 후생노동성, 〈DPC 도입의 영향 평가에 관한 조사〉.

액이 정해져 있기 때문이다. 따라서 병원 입장에서는 입원일수가 늘수록 적자가 날 수 있다. 즉, 환자에게 효율적으로 의료를 제공한 후 빨리 퇴원시킬수록 병원의 이익이 늘어나는 구조가 되도록 국가에서는 수가 규정을 변경하고 있는 것이다.

이에 따라 병원에서는 의료자원을 효율적으로 활용하여 낭비되는 비용을 절감하고자 노력할 것으로 기대된다. 예를 들어 DPC 제도가 커버하는 범위를 만성질환으로 인한 고령자의 입원까지 넓힐 수 있다면, 결과적으로 행위수가가 줄어들면서 의료비 절감으로 이어지게 될 것이다. 하지만 후생노동성에서 발표한 〈의료경제 실태조사(중앙사회보험의료협의회 조사)〉에 기인한 '의료기관별 이익률'을 보면 병원군과 진료소의 수익률 격차가 눈에 띈다. 게다가 이는 최근 10년간 변하지 않는 현상으로 정착되고 있다.

의료기관별 이익률

	2015년도	2016년도
병원	-3.7%	-4.2%
일반 진료소	14%	13.8%
치과 진료소	21%	21.3%
약국	8.4%	7.8%

출처 후생노동성(2016년)

병상수는 줄이고 약가를 억제하여
의료비를 낮춘다

이러한 포괄적인 진료수가제의 확충으로 후생노동성은 1992년에 약 169만 개로 정점이었던 전국 병원의 병상수를 서서히 줄여, 2025년까지 115~119만 개로 낮추는 것을 목표로 하고 있다. 이는 병원에서 제공하는 높은 수준의 의료 조치가 필요하지 않은 환자들은 되도록 빨리 급성기 병원을 퇴원하게 해, 재택의료나 요양시설의 케어로 전환시켜 의료비를 낮추기 위함이다.

게다가 약가(병원에서 처방한 공정가격)를 인하해서 약가 차익을 축소하는 것도 의료비 절감으로 연결된다. 약가는 후생노동성이 정한 금액에 기인하여 처방되지만, 병원은 일반적으로 그보다 싸게 구매하므로 그것이 이익분이 된다. 약가는 2년마다 개정되는데, 그때마다 기존의 약을 중심으로 약가를 줄임으로써 의료비를 억제하는 것이다. 복제약품(generic drugs, 특허가 끝난 후발약품—옮긴이)을 권장하는 것도 의약품 구입 비용을 절감하려는 의도다. 약제비는 의료비의 약 20%를 차지하고 있으며, 특히 신약 등 고가 약제의 가격 조정은 매우 중요하다.

조금 옆길로 새자면, 최근에 약가가 특별히 주목받게 된 것은 일본에서 개발되어 2014년에 승인된 옵디보(Opdivo)라는 항암제 때문이다. 옵디보는 쉽게 말해서 면역력을 높여서 면역세포가 암세포를 공격하는 능력을 길러주는 약이다. 일 년간 이 옵디보를 이용하는 비용은 약가 기준으로 3,500만 엔이다. 아주 고가의 약인 셈이다. 그런데 환자가 실제로 부담하는 금액은 이 금액의 30%인 1,050만 엔이 아니라, 고액의료비제도 덕분에 65만 엔 정도에 불과하다.

처음에 옵디보는 피부암 치료제로 승인되었기에 이용자가 적어서 의료보험으로 인한 차액인 3,435만 엔이 크게 부담되지 않았다. 하지만 이후에 옵디보가 폐암 치료제로도 승인되면서 대상이 되는 환자 수가 단번에 늘어났다. 그 결과 의료보험 재정을 크게 압박하게 되었고, 즉시 가격이 반값으로 인하되었다(조금 쑥스럽지만, 이 옵디보는 'PD-1'이라는 암 면역 체크포인트와 연관된 인자에 대한 항체인데, 내가 PD-1의 발견자 중 한 명으로서 1992년에 논문을 발표했다).

이러한 혼란은 앞으로 점점 더 늘어날 것으로 예상된다. 의료가 발전하면서 더 오래 살 수 있게 된 만큼 높은 수준의 다양한 의료 혜택을 더 많은 사람이 받게 될 것이다. 새로운 의료기술이나 약제는 개발비를 회수해야 하므로 모두 고가일 수밖에 없다. 이를 의료보험으로 충당하는 것에도 한계가 있기에 약가 억제는 의료비 절감을 위해서도 매우 중요한 방법이다.

일본의 의료제도에는
새로운 디자인이 필요하다

고령자 인구가 계속 증가하는 가운데, 사회보장제도의 재원을 유지하기 위해서 '수입을 늘리고 지출은 줄인다'는 일본 정부의 대표적인 정책에 대해 언급했다.

하지만 고령자의 본인 부담을 늘리거나, 의료보험수가제도를 손대거나, 약가를 정기적으로 억제하는 등의 방법은 기존 시스템의 표면에 계속해서 발생하는 상처에 반창고를 붙이는 것과 같다. 또는 구멍 난 배에서 바가지로 부지런히 물을 퍼내고 있는 것과 다르지 않다. 사회보장제도를 연명하는 데에는 확실히 도움이 되고 있지만, 유감스럽게도 미봉책에 지나지 않는다.

현대 일본의 인구 구조와 경제 상황은 국민개보험제도나 국민연금제도가 탄생했던 시대와 근본적으로 달라져 있다. 다시 말해서 당시의 일본과 지금의 일본은 사회 모습이 전혀 다르므로, 증축에 증축을 거듭한 건물처럼 제도에 이것저것을 덧붙이는 방법으로는 상황을 더욱 복잡하게 만들 뿐이다. 문제를 깔끔하게 해결하기 위해서 보건의료 시스템의 근본적인 재조정이 필요한 시기에 와 있다. 어쩌면 지금이 마지막 기회일지도 모른다. 의료자원을 더욱 효과적으로 배분함으로써 의료의 질은 유지하고 보다 효율적인 의료를 실현한다면 결과적으로 의료비를 절감할 수 있게 될 것이다.

일본의 의료 및 간호 시스템은 그 근본적인 디자인을 재검토해야 미래를 향한 길이 열릴 것으로 생각한다. 정부(후생노동성)는 이러한 의식에서 2015년 〈보건의료 2035〉 제언서 등을 통해 건강 선진국으로서 미래 일본 보건의료의 바람직한 상을 밝히고 있다. 이미 단기적인 방책으로 앞뒤를 맞추는 것으로는 제도의 틈새를 막을 수 없다. 중장기적인 미래상을 그려나가면서 보건의료의 근본적인 개혁을 꾀할 때가 된 것이다. 2035년은 단카이 주니어가 65세에 도달하는 시점으로 의료보험제도에는 하나의 고비가 되는 때라고 할 수 있다. 세계의 경제 상황이나 우리들의 라이프스타일

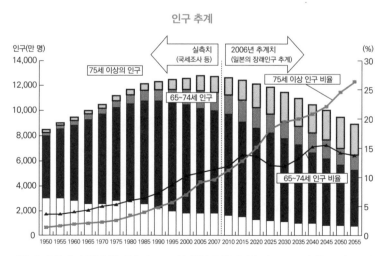

인구 추계

출처 2005년까지는 총무성 통계국 〈국세조사〉, 2007년은 총무성 통계국 〈추계인구(연보)〉, 2010년 이후는 국립사회보장
인구문제연구소 〈일본의 장래 추계인구(2006년 12월 추계) 중위 추계〉

도 지금과 비교해서 상당히 달라져 있지 않을까. 여러 개발도상국의 건강 수준도 선진국에 근접하면서 고령화 과제에 직면하게 될 것이다.

그런 가운데 세계 최고의 건강 수준을 유지하면서도 재정 면에서 다음 세대에게 부담을 주지 않기 위해서는 무엇을 해야 할까? 지금부터 사회보장제도에 대한 수요나 그 다양화를 염두에 두고, 세계화 또는 기술혁신을 계산에 넣은 '일본 의료·돌봄의 모습'에 관한 큰 디자인을 준비할 필요가 있다. 우리들은 이제 그것을 향한 걸음을 시작해야 한다.

저출산·고령화가 급속히 진행되면서 나타나는 생활습관병이나 그 외 다양한 질병의 만성화·복잡화 역시 미래 의료 및 요양의 재원, 서비스, 인력 등에 크나큰 불안 요인이 된다. 재원에 대해서는 앞서 언급했던 그대로이며, 서비스에 관해서도 의료종사자들이 전문 분야로 세분화됨에 따라, 고도의 의료는 국제적으로 높은 수준에 위치하고 있다. 반면 만성기 의료의 질에는 심각한 문제가 남아 있다.

한 노인의 모습을 상상해보자. 그 노인은 오랜 요양 끝에 자신이 살던 동네에서 마지막 거처를 찾지 못했다. 결국 집과 일상에서 분리된 시설에 들어갔고, 생활의 질이 크게 낮아진 채 모든 걸 포기하고 마지막 순간만을 기다리고 있다. 안타깝지만 결코 보기 드문 사례가 아니다. 이는 과연 본인이 원하는 마지막 모습일까?

한 사람 한 사람의 삶은 존엄하다. 이제 그 삶을 어떻게 마무리할지에 관한 철학이 필요하다. 의료 의존도가 높은 환자에게 경관영양이나 위루관을 넣고 단지 연명시키는 것만이 목적인 듯한 종말기 치료의 양상도, 의료 본연의 모습이라고는 결코 말할 수 없다.

현재 정보통신기술을 활용해 지역 의료기관 간 환자정보를 공유할 수 있는 네트워크를 구축하려는 실증사업 또는 보조사업이 진행되고 있다. 이는 의료서비스의 질 향상과 효율적인 의료 제공의 실현을 목표로 한다. 그러나 전국적인 실용화를 위해서는 아직 많은 과제가 남았다. 의료 관계자 간의 정보 공유를 위한 의료정보의 표준화 및 전자화 등의 문제 때문이다.

정보통신기술의 도입에 따른 의료 현장의 효율화 문제도 그다지 순조롭게 진행되고 있지 않다. 환자의 진료정보가 제대로 공유되지 않으면 환자가 다른 의료기관을 찾았을 때 다시 진단, 치료, 투약을 반복해야 한다. 결과적으로 여러 차례의 검사 및 중복진료 등으로 인해 의료비용이 낭비된다. 이는 환자의 심신에도 불필요한 부담을 준다. 경우에 따라서는 정보가 공유되지 않아서 실수나 사고가 발생해 심각한 사태를 초래할 수도 있다. 이러한 비효율성은 좀처럼 해소되지 않고 있으며 의사나 간호사들에게도 불필요한 부담과 피로가 축적된다. 우수한 인재가 비효율적인 업무나 구조 속에서 그 잠재력을 발휘하지 못하고 현장을 떠나가게 되는 안타까운 측면도 있다.

반복하지만 보건의료제도를 개혁할 때, 단순히 부담 증가와 급여 삭감을 실시해서 현 제도를 어떻게든 활용하겠다는 생각으로는 결국 이도 저도 아니게 될 것이 명백하다. 의료보험제도에 관한 새로운 사회 시스템이 필요하다. 기존의 개념이나 제도적 틀에 얽매이지 않으면서도 앞으로의 시대에 걸맞은 '의료 및 돌봄 인프라'가 탄생할 필요가 있다.

덧붙여서 〈보건의료 2035〉에서는 2035년까지 전환해야 할 '보건의료 패러다임' 5가지를 열거한다. 이를 요약하자면, 당사자의 가치관이나 만족에 더 근접한 케어를 유연하게 제공해가는 것을 미래 보건의료의 모습으로 본다. 앞으로의 의료보험제도는 단순히 재정적으로 지속 가능함을 넘어서 환자를 중심으로 개개인의 가치관이나 인생관에 맞춘 치료가 전개되어야 한다는 것이다.

또한 이러한 패러다임 전환 후의 보건의료를 실현해가기 위한 기본 이념으로 '공평·공정', '자율적 연계', '일본과 세계의 번영과 공생'을 내걸고 있다. 즉, 진화한 보건의료 시스템은 공평하고 공정해야 하며, 개개인은 본인의 자율적인 판단이나 선택에 의해 보건의료 시스템과 연관되고 건강을 증진할 수 있다. 이로 인해 일본의 경제·사회 시스템이 안정되면서 국력이 증가하며, 번영하는 세계와 공생할 수 있다는 것이다.

'보건의료 패러다임'의 전환에서 강조하고 있는 내용과 그 주장 자체에 반대할 이유는 없을 것이다. 문제는 어떻게 실현해나갈 것인가이다. 한 사람 한 사람의 가치관에 기인하는 의료 제공에는 언제나 올바른 '지도' 같은 건 없다. 때와 상황이 다르더라도 판단의 축이 흔들리지 않을 나침반이 필요하다.

이 보건의료 시스템은 미래 세대가 짊어질 부담까지 포함해서 공평·공정해야 한다. 동시에 직업이나 연령계층, 소득계층, 가족의 유무에 따라 받을 수 있는 보건의료에 차이가 있어서는 안 된다. 요컨대, 사회적 약자에 무관심한 보건의료가 되어서는 안 된다는 뜻이다.

하지만 이 '한 명 한 명을 소중히 여기는 의료의 실현'이야말로 사실 무척이나 실현하기 어려운 것이다. 현실적으로 현행의 의료제도에서는 '부담 증가'와 '급여 삭감'이라는 두 가지 경제적 부담이, 특히 의료와 돌봄이 반드시 필요한 사람들을 궁지에 몰아넣고 있다. 이는 비탄할 만한 제도의 왜곡 현상이라 할 수 있다.

그렇기 때문에 새로운 이상적인 보건의료를 실현하기 위해서는 지금까지의 의료제도를 연장하는 것이 아니라, 과감히 단절한 후 도약을 실현할 수 있는 의료 인프라가 필요하다.

보건의료 패러다임의 전환

① 양의 확대에서 질 개선으로

전국적으로 균질한 의료서비스를 보급하는 것을 지향하는 시대에서 의료의 질과 효율 향상을 목표로 하는 시대로 전환

② 인풋(입력) 중심에서 환자의 가치 중심으로

의료자원을 얼마나 투입했는지를 평가하는 것이 아니라, 효율적인 의료자원의 활용과 그에 따르는 성과(치료 효과)를 무엇보다 평가하는 시대로 전환

③ 행정에 의한 규제에서 당사자에 의한 규율로

환자, 의료종사자, 보험사 등이 주어진 규제나 업계의 관습이 아닌, 자율적·주체적으로 마련된 틀 안에서 의료에 관련되는 시대로 전환

④ 치료(cure) 중심에서 돌봄(care) 중심으로

질환의 치료 및 생명유지를 목적으로 하는 '치료 중심'에서, 생활의 질을 유지 및 향상하고 신체뿐만 아니라 정신 건강도 생각하는 '돌봄 중심'의 보건의료 시대로 전환

⑤ 발산에서 통합으로

제도의 세분화·전문화에 의해 이용자에게 개별적으로 대응하기보다, 전문직이나 제도 간 상호연계 속에서 다양화·복잡화되는 문제에 유연하게 대응해가는 시대로 전환

출처 보건의료 2035(후생노동성)

왜 병원이 무너지고 있을까? 어떻게 하면 지역 병원을 재건할 수 있을까? 나는 '병원'과 '의사'라는 지역 의료의 중요한 인프라를 어려움에서 구하고 돕는 것이, 결과적으로 지역에 꼭 필요한 '의료병상'을 제공한다는 사회적 의의를 실증하기에 이르렀다. 의료가 필요한 사람에게 적합한 의료를 제공한다는 당연한 일을 실현하는 방안이기도 했다. 그건 바로 '의사를 아웃소싱하는 병원(재택형 의료병상)'이라는 아이디어였다.

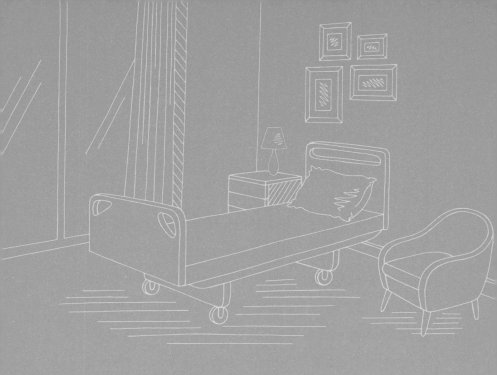

제2장

병원이 무너지고
의료난민이 급증한다

— 2025년에는 800만 명이 후기고령자

입원일수를 줄여
병상 비용을 억제한다

제1장에서는 의료자원을 효율적으로 활용하고 사회보장비 지출을 가급적 억제하기 위한 정책으로, 병원의 '병상수 축소'가 적극적으로 추진되고 있음을 설명했다. 구체적으로는 1992년 정점에 이른 169만 병상을 2025년까지 115만~119만 병상까지 줄여서 입원환자 수를 되도록 줄이려는 것이다. 병상이 많으면 과잉 의료가 되거나 재원일수가 불필요하게 길어져서 그만큼 의료비가 불어나기 때문이다. 이 방침이 진행되면서 2017년 기준으로 병상수가 약 127만 개로 줄어들었고 병상수 축소는 계획대로 진행되고 있는 듯하다. 그중에서도 급감한 병상이 유상진료소(19병상 이하의 일반 진료소)의 병상이다.

후생노동성은 기본적으로 의료자원이 부족한 지역이나 산부인과, 안과, 이비인후과 등 전문 영역에 특화된 진료소 중에서 적은 인원으로 전문 의료를 효율적으로 제공하는 형태의 입원 병상이 있는 유상진료소는 그대로 두었다. 대신, 제5차 의료법 개정에 의거해서 유상진료소 병상이 개설 및 증설될 때는 관할행정구역장의 허가를 받도록 하는 등, 병상을 전반적으로 축소하고자 했다.

비율로 본다면 유상진료소가 지역에서 담당하는 역할은 '전문 의료'가 51%, '응급 시 조치'가 46%, '재택 및 요양시설로의 인도'가

37%이다. 이때 '재택 및 요양시설로의 인도'를 위해 사용되고 있는 병상은 줄일 수 있는 것으로 간주되었다. 실제로 유상진료소의 병상수는 1993년에 약 25만 개에서 2016년에 약 10만 개로 13년에 걸쳐 절반 이하로 줄었다.* 축소된 병상 내역은 자료에서는 알 수 없지만, '연령대별 유상진료소의 기본입원료 산정 현황'를 보면 2016년 6월 시점에 65세 이상 환자가 기본입원료 1~3등급에서는 75%, 기본입원료 4~6등급에서는 61%를 차지하고 있음을 알 수

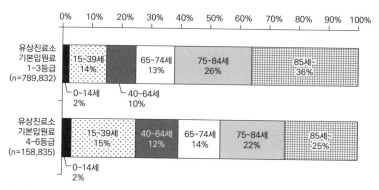

연령대별 유상진료소의 기본입원료 산정 현황

연령대별 유상진료소의 기본입원료 산정 횟수 분포를 보면, 지역포괄케어와 관련된 요건을 평가한 기본입원료 1~3등급은 65세 이상 환자 비율이 약 75%를 차지해, 기본입원료 4~6 등급에 비해 많았다.

출처 사회의료 진료행위별 통계(2016년 6월 심사분)

---

* 후생노동성. 〈의료시설 조사〉. 2016년.

있다. 이처럼 유상진료소 병상이 점점 줄어들면서 손해를 보는 이
가 누구일지 상상하기란 어렵지 않다.

　과거의 지역진료소에서는 2층에 병동을 갖추고 만성기나 종말
기 환자를 돌봤다. 외래부터 입원까지의 의료를 빈틈없이 제공하
는 지역밀착형 병상이자 재택의료의 거점으로 기능하고 있었다.
지역 환자들은 그 지역의 주치의에게 진료받을 수 있었고 필요할
때 입원도 할 수 있었지만, 국가적으로는 병원과 진료소가 구분이
되지 않으며 의료 효율화를 저해하는 요인이라고 지목당해 일찍
이 감축 대상이 되었다. 또한 간호직원 확보의 어려움이나 의사의

앞으로의 필요 병상 추계

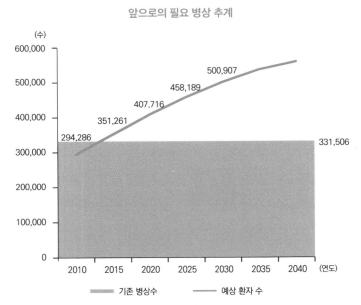

출처　입원의료 수요 예측(주식회사 케어리뷰, 2014년 8월 29일)

업무 과중 문제, 시설의 노후화, 수익성 문제 등도 있어 그 수가 대폭 줄어들었다.

정부의 의도는 병상을 줄이고 환자를 되도록 조기에 퇴원시킴으로써 병원 중심의 의료에서 재택 중심의 의료로 변화하는 흐름을 공고히 하려는 것이었겠지만, 그렇게 되면서 이번에는 '증상이 안정되어 더는 급성기 병상에 있지 않아도 되지만 아직 전문적인 간호케어가 필요하다'거나 '더는 심한 부작용에 시달리며 치료받고 싶지는 않지만 안심하고 요양생활을 하고 싶다'는 환자가 늘어나게 되었다.

보통 심근경색이나 뇌혈관 장애 등으로 신체 기능에 후유증이 남은 환자들은 급성기 치료가 끝나면 회복기 병상으로 옮겨지는데, 그곳에서 어느 정도 회복되면 일찍 퇴원하는 것이 좋다고 한다. 따라서 급성기 병상에서 환자를 빨리 퇴원시킬 수 있도록 회복기 병상을 늘리는 정책은 의료비를 절감하고자 병상을 줄이는데 따르는 충격을 완화해준다는 면에서 이해가 가는 조치다. 실제로 일본 정부는 2017년 기준으로 약 12만 개의 회복기 병상을 2025년까지 약 38만 개로 늘릴 방침이다. 즉, 급성기 병상처럼 수준 높은 의료 제공 체계를 갖춘 병상은 효율화를 위한 재검토 과정에서 가능한 한 줄이고, 조금 더 완만한 케어 체계로 돌릴 수 있는 병상을 늘리려는 것이다. 후생노동성은 이 방침을 기본입원료라는 진료수가의 재검토에 의해서도 추진하고자 한다.

기존에는 환자 7명에 간호사 1명을 배치하는 7대1 간호 체계 병상의 경우, 그보다 간호사 비율이 적은 10대1 체계의 병상보다 진료수가(기본입원료)가 높게 설정되어 있었다. 그로 인해 많은 병원이 경영적인 이유로 이 7대1 병상을 늘려서 간호사를 넉넉하게 배치하는 구도가 생겨났다. 결과적으로 이렇게 극진한 간호 체계를 가진 급성기 병상에 경증 환자들을 눕히게 되자 진료수가가 높아졌고, 덩달아 의료비가 올라가는 사태가 일어났다. 그 때문에 후생노동성은 최근 진료수가를 재검토했다. 간호사의 배치 기준뿐만 아니라, 수술 건수나 중증 환자의 비율 등을 포함해서 실제로 제공하는 의료 실적에 따라 진료수가를 지불하는 구조를 추가했다. 즉, '의료의 질'이라는 관점을 도입한 것이다.

이는 합리적인 생각이다. 필요로 하는 사람에게 적합한 의료를 제공할 수 있어 낭비를 줄일 수 있는 구조이기 때문이다. 그 결과, 경증 환자가 급성기 병상에 입원하게 되면 진료수가가 떨어지므로 병원에서도 '경증 환자를 빨리 퇴원시키고 중증 환자를 받아야 병원이 돌아간다'는 생각을 하게 됐다. 일찍 퇴원하면 환자가 병원에 내야 할 지불액이 줄어들기 때문에 의료보험 재원의 지불도 줄어들게 된다.

그렇다면 목숨은 건졌지만 인공호흡기를 뗄 수 없는 상태인 환자들처럼 의료 의존도가 높은 이들은 어떻게 될까? 특별양호노인홈(요개호 3~5등급 노인이 사실상 생을 마칠 때까지 머무는 공적인 요양생활시설로 민간시설에 비해 상대적으로 비용이 저렴함—옮긴이) 등의 시설에 들어가면 되지 않느냐고 생각할 수도 있지만, 사실 그리 간단한 문제가 아니다. 예를 들어 특별양호노인홈에는 간호사의 야간 배치 의무가 없다. 따라서 의료 의존도가 높은 환자의 수용을 전제로 하는 개호보험제도가 설계되어 있지 않다.

그렇다면 이 환자들은 급성기 병상 다음에 어디로 가야 할까? 병상이 줄어든 충격을 완화하기 위해서는 지역 요양시설을 늘려도 부족하다. 의료가 필요한 만성기 및 종말기 환자를 받아줄 병상을 늘려야 하지만, 현재 상황에서는 안타깝게도 간과되고 있는 것이다.

병상수 축소로
갈 곳을 잃은 환자들

병상수 조절은 지역별 특성에 맞춰 이루어지게 된다. 그 방법은 지방자치단체들이 각각의 지역에서 지향해야 할 모습을 그린 '지역 의료 구상'이라는 설계도에 따라 진행하도록 되어 있다.

요컨대 큰 틀에서는 병원의 병상, 특히 장기요양을 목적으로 사용되어온 요양병상을 대폭 줄여서 의료비를 적절하게 억제한다. 동시에, 회복기 병상이나 재택의료 및 재택요양을 충실하게 하여 급성기 병상에서 오는 환자를 수용할 수 있는 능력을 기른다. 이러한 기본 방침하에 후생노동성에선 다양한 시책을 강구하고 있는 것이다. 단, 현재로서는 병상수 축소를 지방자치단체에서 맡는데, 지방자치단체가 병원의 병상을 강제적으로 줄일 권한은 없기에 그 속도는 후생노동성이 내건 목표대로 진행되고 있지 않는 것이 현실이다. 그렇게 되면 의료비 절감 목적의 병상수 축소는 앞으로 더 강력하게 추진될 것으로 예상된다.

하지만 추진력이 강해질수록 만성기 및 종말기 병상을 필요로 하는 환자들이 갈 곳을 잃고 만다. 급성기 병상을 줄인다고 해도 '강 상류'에서 흘러온 환자들의 수용처인 '강 하류'의 만성기·종말기 병상이 부족한데, 자택요양을 도와줄 지역 의료나 시설이 제대로 확충되지 못하면 그 환자들은 어떻게 되는 것일까? 병증이 안정되어 더는 급성기 병상에 있을 필요가 없다는 판단이 내려진 환자들은 퇴원을 재촉받게 되지만, 그렇다고 해서 병이 완치한 건 아니다. 불치병이나 중증의 장애로 인해 지속적인 의료 및 간호케어를 필요로 하는 환자들이 갈 곳이 없게 되는 문제가 생긴다.

예를 들어 뇌혈관 장애 등으로 급성기 병원에 이송되어 목숨은 건졌으나, 신체에 중증의 장애가 남았다면 어떨까. 상태가 안정된 다음에는 급성기 병상에서 해줄 의료가 거의 없다. 건강 상태에 주의하면서 재활에 힘쓰는 것 외에는 할 수 있는 게 없지만, 입원 전의 건강했던 생활로 돌아가는 것은 불가능하다. 그렇기 때문에 회복기 병상에서 증상이 어느 정도 호전된 뒤에는 방문간호(재택요양)를 이용해서 재택재활로 회복하는 흐름이 이상적이다.

교통사고 등으로 전신에 중증의 장애를 입은 경우는 어떨까? 급성기 병원에서 응급 처치를 받고 목숨을 건졌지만, 예전처럼 스스로의 힘으로 일상생활을 하기란 거의 불가능하다. 회복기 병상에서 어느 정도의 재활은 할 수 있어도 그 이상의 회복은 단기적으로 기대하기 어려울 때 병원으로부터 "이제부터는 자택에서 가족이 보살펴주십시오"라는 말을 듣게 된다. 회생한 다음에 어떻게 살아갈지의 문제는 본인에게도 보살피는 가족에게도 큰 시련이 된다. 생계나 일상생활도 해나가야 한다. 의료나 돌봄에 지식이 있는 것도 아니다. 하지만 어느 날을 기점으로 일상은 기약 없는 가족의 돌봄을 중심으로 돌아가기 시작한다. 40세 미만은 개호보험도 받을 수 없어서 가족이 짊어질 부담이 상당히 크다.

말기 암 등으로 회복이 어려워 더 이상의 치료는 원하지 않지만, 고통을 줄이고 편안하게 지내고 싶은 사람에게는 완화케어를 해주는 병상이 적합하다. 하지만 국민의 1/3이 암으로 사망하는 현대에 그 수는 압도적으로 부족하다. 실제로 일본호스피스완화케어협회 자료에 의하면, 2011년 완화케어 중에 사망한 암 환자는 암으로 인한 전체 사망자 중 8.4%에 지나지 않았다.

필요한 만큼 병상을 늘리면 된다고 생각할 수도 있지만, 새롭게 만들어진 시설이나 설비는 다사사회(多死社会, 노인의 증가로 사망자 수가 급격히 증가하는 현상―옮긴이)가 지나 역할이 다하고 나면 부정적인 유산으로 남는다. 죽음을 맞이하는 방법은 한 사람의 삶에 가치를 부여하는 열쇠가 되어주기도 한다. 하지만 이를 위한 병상들이 확충될 기미가 없으며, 대다수는 종말기 암 환자가 마음 편히 임종의 순간을 기다릴 수 있는 병상이라고는 할 수 없는 것들이다. 자신답고 평온하게 마지막 순간을 보낼 수 있도록 지원하는 완화케어가 널리 알려지고 보급되어, 연명치료를 대신해서 주체적으로 선택할 수 있는 세상이 오길 기대한다.

암 환자의 사망 장소 추이

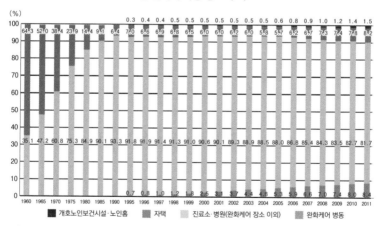

출처 호스피스완화케어백서(일본호스피스완화케어협회, 2013년)

재택의료의 질이
중요한 문제지만….

지금까지의 설명을 통해 일본 의료의 구조적인 '이상과 현실'의 갭이 조금씩 보이기 시작했을 것이다. 누구나 표준적인 의료를 평등하게 받을 수 있는 제도가 구축된 것은 큰 성과이지만, 고령화가 진행될수록 병상수 유지가 어려워져서 재정상 병상을 축소할 수밖에 없었다. 따라서 될 수 있으면 환자들이 정든 자택에서 마지막 순간을 보내도록 하거나, 의료 의존도가 높은 만성기 케어까지도 재택의료로 하는 것을 목표로 삼게 됐다.

이 목표를 실현하고자 추진하게 된 지역포괄케어시스템은 지역의 다양한 의료자원이 하나 되어 유기적으로 연계하는 것을 지향한다. 즉, 환자의 상태에 따라 여러 직종이 연계해 환자를 지역적으로 지원하고자 하는 것이다. 매번 병원에 의지하지 않고도 필요한 케어를 받을 수 있도록 해서 병원의 부담을 줄이고 의료보험 재원을 절약하자는 뜻이다.

재택의료의 실현에서 무엇보다 중요한 것은 병원 밖에서도 24시간 전문적인 의료를 받을 수 있는지 여부다. 이러한 지원을 언제든 이용할 수 있으면 환자와 가족들은 안심하고 퇴원할 수 있다. 의료 의존도가 높은 환자들은 자택의 침대에서 지내는 시간이 길어지거나 대부분이 되겠지만, 그럼에도 예측불허 사태가 일어

낫을 때 신속하고 전문적인 케어를 받을 수 있게 되면 퇴원을 재촉당해 '쫓겨났다'고 느끼진 않게 된다. 병원을 나와도 적합한 케어를 받을 수 있으면 퇴원해도 큰 문제가 없는 것이다.

하지만 현실적으로 이러한 대안을 얻지 못하고 어찌할 바 모르는 사람들이 많다. 지역포괄케어시스템에 의해 일관적이고 효율적인 의료자원 혜택을 받을 수 있는 모델에 모든 환자가 해당되진 않기 때문이다. 그리고 이런 사각지대에 있는 환자들이야말로 의료의 손길을 누구보다 필요로 하는 사람들이다.

앞서 말한 바와 같이 심근경색이나 뇌출혈 장애 등으로 인해 심신 기능에 후유증이 남은 환자들은 급성기 병원에서 치료받은 후 회복기 재활병원에서 기능을 회복한다. 그곳에서 어느 정도 차도가 보이면 고령자는 개호노인보건시설(요개호 1~5등급 노인에게 재활과 회복 등에 필요한 서비스를 제공하여 재택 복귀를 지원하는 시설—옮긴이)에 입주하고, 쇼트스테이(부양가족의 부담을 덜어줄 목적으로 재택노인을 시설에 단기간 입주시켜 케어해주는 제도—옮긴이)나 데이서비스(노인데이서비스센터 등에 재택노인을 데려와 주 1~2회 목욕, 식사, 기능훈련 등의 편의를 받을 수 있게 하는 제도—옮긴이) 등을 활용하면서 자택요양으로 이행된다. 요개호(要介護, 돌봄을 필요로 하는 정도로 1~5등급 중 5등급이 가장 심각한 단계—옮긴이) 등급이 높아지면 특별양호노인홈으로 옮겨져 그곳에서 임종을 맞이할 수도 있다. 즉, 국가의 의료 및 개호보험 제도가 예상하는 범위에 들어가 있는 사람들을 위해서는 시스템적인 수단이 마련되어 있는 것이다.

하지만 불행하게도 인공호흡기를 장착하게 되었거나 기관절개 등이 필요해진 환자들은 어떨까? 또는 만성폐기종 등으로 인해 자주 가래흡인(음압장치로 가래를 빨아들여서 제거하는 의료행위―옮긴이)을 해야 하거나, 다른 이유로 소변줄이나 배농관(환부에서 나오는 분비물이나 고름을 체외로 빼내는 관―옮긴이)과 같은 처치를 받는 환자나 특정 질환의 말기 암 환자들은 어떨까? 안타깝게도 현재의 일본 의료 시스템으로는 이런 환자들을 수용할 수 없는 것이 현실이다.

병세가 안정되었다고 말할 수 있게 되어도, 그건 24시간 의학적 관리를 받을 때의 이야기다. 급성기 병원 침대에 더는 있을 필요가 없어서 퇴원을 권유받았다 하더라도 개호노인보건시설이나 특별양호노인홈에서는 설비나 인력 등의 능력적 측면으로 인해 책임지고 맡기 어렵다. 특별양호노인홈에 빈자리가 나길 기다리는 사람은 많기에, 간호케어가 항시 필요한 '손이 많이 가는' 환자들은 기피된다.

갈 곳이 없으면 집에 돌아갈 수밖에 없다. 재택의료라고 하면 뭔가 전문적인 프로세스의 일환처럼 들리지만, 사실은 선택권을 박탈당한 결과이므로 결코 긍정적인 것은 아니다. 그런 맥락에서 전문 시설에서 수용하지 못한 환자를 제대로 돌볼 수 있는 가정이 있냐고 물으면 당연히 그런 집은 거의 없을 것이다. 핵가족화가 진행되면서 자녀와 함께 사는 고령자가 드물어지고 있다. 의료시설이나 요양시설에서 받아주지 않는 환자들은 결국 고령의 배우자가 노노케어(노인을 같은 노인이 돌보는 것—옮긴이)를 하는 수밖에 없다. 설령 자녀와 함께 살고 있거나, 자녀가 환자인 부모를 모시려고 해도 맞벌이 세대가 늘면서 케어를 맡을 가족이 없는 현실이다.

이에 의지할 수 있는 건 방문진료, 방문간호, 방문요양 등이지만, 재택의료 수요가 높아짐에 따른 요구의 다양화·복잡화를 현재 상태로는 충족하기 어렵다. 전문적인 케어를 정기적으로 받을 수 있다 해도, 의료시설이나 요양시설에 입원 또는 입주하고 있을 때처럼 '언제든지 전문가에 의지할 수 있다'는 안도감에서 멀찌감치 떨어진 심경을 환자와 가족들이 맛보게 된다. 가족들은 매일 환자의 재활이나 일상생활 활동을 돕고, 때에 따라서는 간호케어를 해야 한다. 요개호 등급이 높아질수록 가족들이 떠안아야 할 심신의 부담도 한층 커진다는 사실은 충분히 예상된다. 거기에는 '끝이 보이지 않는다'는 막막함도 고통을 가중한다.

가족들 간에 교대를 하면 좋겠지만, 그것도 24시간 가능한 건 아니다. 특히 야간이 우려된다. 그렇다고 상태의 급변이나 사고에 대한 두려움으로 늘상 집중해야 해서 결국 생계를 짊어진 누군가가 일을 그만둬야 한다면 경제적 부담까지 더해진다. 돌봄으로 인한 휴직이 출산이나 육아로 인한 휴직과 가장 다른 점은, 끝을 알 수 없어서 미래를 계획할 수 없다는 점일 것이다. 환자가 한창 일할 나이면 상황은 더욱 심각해진다. 교통사고 등으로 중증의 장애를 입은 가족을 배우자가 자택에서 손수 돌봐야 하는 처지가 되면 수입원이 줄거나 사라지고 일상은 급변한다.

이런 재택의료를 도와주는 구조 중에서 의사의 방문진료와 함께 가장 중요한 의료 인프라가 바로 '방문간호'다. 후생노동성은 방문간호를 '질병이나 부상으로 인해 주거지에서 지속적으로 요양해야 하는 상태에 있는 사람에게, 그 사람의 주거지에서 간호사 등이 행하는 요양상의 돌봄 또는 진료 보조'라고 정의한다. 즉, 병원에서 질환의 급성기 상태를 치료한 후, 자택에서 회복기와 유지

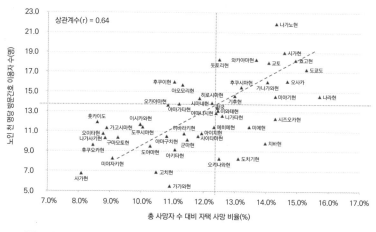

방문간호 이용 현황과 자택 사망 비율

- 고령자 인구 천 명당 방문간호 이용자 수는 행정구역별로 약 4배의 차이를 보인다(최대가 나가노현, 최소는 가가와현).
- 노인 방문간호 이용자 수 많은 행정구역에서는 자택 사망자 비율이 높은 경향이 있다.

출처 〈요양서비스시설 센터 조사(2019년)〉와 〈인구 동태 조사(2009년)〉를 바탕으로 후생노동성에서 작성

기의 요양생활을 보내는 환자를 여러 방면에서 지원하는 것이 방문간호이며, 이때 방문간호사의 활약이 무엇보다 중요할 것이다. 방문간호 이용자 수가 많은 행정구역에서는 자택에서 사망하는 비율이 더 높은 경향이 보인다. 그 역할이 중요한 방문간호는 앞으로가 더 기대되고 있다.

방문간호를 이용하면 의사지시서에 따라 일주일에 1~3회, 방문 시간이 30~90분 범위라면 의료보험을 적용받을 수 있다. 만약 의사가 필요성을 인정하면 그 이상도 이용할 수 있다. 이용 가능한 보험은 두 종류인데, 개호보험 피보험자인 사람은 개호보험이 우선시되지만, 해당되지 않는 사람(40세 미만인 사람 및 40세 이상이면서 요지원자·요개호자가 아닌 사람)은 의료보험을 적용받을 수 있다. 다만 개호보험에는 이용자의 요개호 등급에 따라 지급한도액이 정해져 있어서 데이서비스 등 다른 서비스를 이용하고 있는 경우 그 횟수는 자연히 제한된다.

하지만 문제가 되는 건 중증의 간호케어를 필요로 하지만 방문진료 또는 방문간호만으로는 대응할 수 없고, 가족의 돌봄 능력도 한계가 있을 때다. 요양을 위한 장기입원을 받아주던 병상이 사라져가는 이때, 갈 곳이 없어 곤란에 빠진 이들은 어디에 의지해야 할까. 보험 재원의 확충을 위해 병상을 줄이면서 이전처럼 병원에 오래 입원하기가 어려워졌다. 적절한 의료를 공백 없이 안심하고 받을 침대가 없는 의료난민은 앞으로 더욱 증가할 것으로 생각된다.

의료보험 및 개호보험의 방문간호 대상자 비교

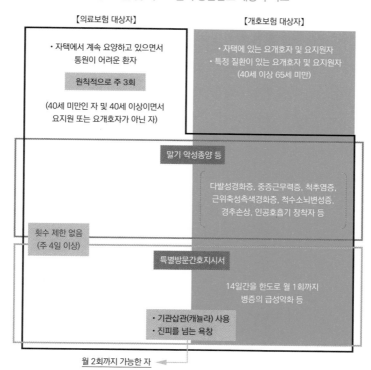

【의료보험 대상자】　　　　　　　　　【개호보험 대상자】

- 자택에서 계속 요양하고 있으면서 통원이 어려운 환자

원칙적으로 주 3회

(40세 미만인 자 및 40세 이상이면서 요지원 또는 요개호자가 아닌 자)

- 자택에 있는 요개호자 및 요지원자
- 특정 질환이 있는 요개호자 및 요지원자 (40세 이상 65세 미만)

말기 악성종양 등

다발성경화증, 중증근무력증, 척추염증, 근위축성측색경화증, 척수소뇌변성증, 경추손상, 인공호흡기 창착자 등

횟수 제한 없음 (주 4일 이상)

특별방문간호지시서

14일간을 한도로 월 1회까지 병증의 급성악화 등

- 기관삽관(캐뉼라) 사용
- 진피를 넘는 욕창

월 2회까지 가능한 자 ←

출처 중앙사회보험의료협회 총회(제205호) 의사록(후생노동성)

사라져가는
병원 침대

급성기 병원을 퇴원한 후에도 공백 없이 간호케어를 제공받을 수 있는 체계가 구축되어 있다면 이런 걱정들은 해소될 것이다. 하지만 개혁적인 대처는 제도상의 압박으로 인해 강 상류에서부터 진행되기 마련으로, 강 하류의 현장은 언제나 뒷전이 될 수밖에 없다. 이렇게 생겨나는 의료난민들의 사정은 특히 고령자 돌봄 문제에서 더욱 심각하다. 왜냐하면 앞서 말한 바와 같이, 치료를 끝냈음에도 불구하고 의료 의존도가 높은 상태로 '안정'된 환자들이야말로 갈 곳이 없기 때문이다.

미래를 향한 의료보험제도 개혁이 진행되는 가운데, 그러한 사람들이 여전히 존재하고 있다는 사실을 심각하게 받아들일 필요가 있다. '병원에서 재택으로'라는 추세 속에서 병상이 줄어들고 있다. 그로 인해 장기적인 간호케어를 제공하는 침대가 사라져 다른 수용처를 찾지만, 어느 시설에서도 받아주지 않는 사람들이 한층 더 늘어날 것으로 예상된다.

앞으로 대폭 줄어들게 될 요양병상은 어떤 병상일까? 급성기 치료를 마치고 상태가 안정되어 급성기 병상에서는 퇴원했지만, 장기적으로 의료가 필요한 사람들을 위한 병상이다. 요양병상은 '의료요양병상'과 '개호요양병상' 두 종류가 있다. 후생노동성은

2017년에 약 6만 개였던 개호요양병상과 22만 개였던 의료요양병상 중, 간호사 인력 배치 기준이 비교적 낮은 약 7만 개 병상을 폐지하기로 결정했다.

의료요양병상은 의료 처치가 필요한 사람들이 입원하는 병상으로 의료보험이 적용된다. 한편 개호요양병상은 개호보험이 적용되는 요양병상으로, 의료법인 등이 운영하는 개호요양형 의료시설에 마련되어 있으며 입주자 6명당 요양보호사 1명 배치가 의무화되어 있다. 급성기 병원을 퇴원한 후 1년간의 재활을 위해 개호요양형 의료시설로 옮겨서 회복하는 흐름을 그려보면 이해가 쉬울 것이다. 이용료가 저렴하고 분납이 가능하다는 점에서 유료노인홈에 비해 입주자들의 금전적 이점이 꽤 크다(다인실을 이용하면 비용을 더욱 낮출 수 있다). 1년 후 퇴실해야 한다고 해도 그 이후의 생활을 잠시 대비하는 장소로서 일종의 완충 역할을 하고 있던 것이다.

그럼에도 불구하고 후생노동성은 개호형 요양병상을 폐지하기로 결정했다. 의료요양병상과 개호요양병상에 의료가 꼭 필요한 환자와 그렇지 않은 환자들이 혼재되어 있으며, 그 비율이 큰 차이가 없는 것으로 조사되었기 때문이다. 그렇다면 의료를 절실히 필요로 하는 환자들은 모두 의료요양병상에 모아놓고 그 이외의 환자들은 재택의료로 이행하는 편이, 의료와 돌봄을 보다 효율적으로 제공하고 의료비를 억제하는 데 도움이 될 거라는 판단에서였다.

결국 병상이 줄어드는 이상 이곳에도 수용되지 못하는 이들이 생겨나겠지만, 개호요양병상에서 제외되는 고령자들을 위해 '개호의료원'이라는 새로운 시설의 창설이 추진되었다. 개호의료원은 요개호자들의 장기요양을 위한 의료와 일상생활 중의 돌봄을 일체적으로 제공하는 시설로, 환자와 의사 그리고 의료종사자 비율에 따라 Ⅰ형과 Ⅱ형으로 나뉜다. 또한 의료부가형(거주시설과 의료기관을 병설한 형태—옮긴이) 시설까지 총 3개의 수용처를 마련함으로써 개호요양병상에서 제외되는 사람들을 구제하자는 구상이다.

개호의료원에 대한
기대와 전망

개호의료원 Ⅰ형은 병세가 급변할 위험이 높은 사람을 수용하기 위한 시설이다. 개호요양병상이 요개호 1~5등급인 사람들을 모두를 수용한다면, 개호의료원 Ⅰ형은 요개호 4~5등급을 입주 기준으로 한다. 즉, 의료 의존도와 돌봄 요구가 높은 사람들을 대상으로 24시간 진료와 터미널케어(말기 암 환자 등 가망이 없는 환자를 돌보는 일, 임종케어—옮긴이) 등을 제공하고 있다. 간호사가 가래흡인이나 경관영양 등의 간호케어를 시행하기 때문에 기존의 요양시설보다 의료 체계가 잘 되어 있다고 할 수 있다. 단, 그만큼 '현장력'이 중요시되는 시설이므로 실제로 이런 시설이 전국적으로 꾸준히 확대될 수 있을지는 아직 미지수다.

개호의료원 Ⅱ형 시설은 현재의 개호노인보건시설에 달하는 기준으로 입주자를 받아들인다. 즉, Ⅰ형에 비해서 의료 및 돌봄 요구는 낮고, 상태도 안정되어 있어 급변할 위험이 낮은 사람들을 받는다. 직원들이 업무용 휴대폰을 지니고 다니면서 긴급 상황에 대응하는 24시간 온콜 시스템으로 되어 있다. 터미널케어는 이런 상시대기의 대상인 경우에만 진료수가가 가산된다.

노인보건시설은 3개월마다 입·퇴소 판정을 하므로 1년 이상 입주하기 어렵다. 그런 경우 개호요양병상으로 옮기는 조치가 종종 취해지기도 했다. 하지만 요양병상이 폐지되면서, 의료 의존도나 돌봄 요구가 높다는 이유로 Ⅱ형 시설에 입소했지만 퇴소되어 갈 곳을 잃은 사람들이 발생할 것이란 우려가 벌써부터 나오고 있다. 요컨대 요개호 등급이 어느 정도 높은 고령자에게는 '종신형의 Ⅱ형 시설(또는 Ⅰ형 정도의 의료 체계를 갖춘 시설)'이 있다면 이상적인 시설이라고 말할 수 있을 것이다.

의료부가형 시설은 지금까지 없었던 새로운 유형의 요양서비스시설일 것으로 예상된다. 이른바 의료시설과 유료노인홈을 합친 형태로, Ⅱ형이나 유료노인홈과 동등한 정도의 입주 기준을 갖춰서 비교적 자립 정도가 높은 사람을 받아들이게 된다. 요양병상에는 다인실도 드물지 않지만, 이 시설에서는 모든 입주자가 1인

개호의료원의 개요

(기본 방침)
제2조 개호의료원은 장기간에 걸친 요양이 필요한 사람에 대하여 시설 서비스 계획에 따라 요양
상의 관리, 간호, 의학적 관리하에서 돌봄 및 기능훈련과 더불어 그 밖에 필요한 의료 및 일상생활
상에 필요한 돌봄을 행함으로써, 해당자가 가지고 있는 능력에 따라 자립적인 일상생활을 영위할
수 있도록 하는 것이어야 한다.
[개호의료원의 인원, 시설 및 설비와 더불어 운영에 관한 기준(2018년 후생노동성령 제5호)]

⇒ **의료가 필요한 요개호 고령자의 장기요양 및 생활시설**

개호의료원의 분류

	개호의료원	
	Ⅰ형	Ⅱ형
기본 성격	돌봄을 필요로 하는 고령자의 장기요양 및 생활시설	
시설 근거 (법률)	〈개호보험법〉 ※ 생활시설의 기능 중시를 명확히 함 ※ 의료 제공을 목적으로 하며, 의료법의 의료제공시설로 함	
주 대상자	중증 신체질환을 지닌 자, 신체 합병증을 지닌 치매증 고령자 등(요양 기능 강화형 A·B형에 상당)	왼쪽 사항과 비교해 병증이 비교적 안정된 자
시설 기준 (최저 기준)	개호요양병상에 상당 (참고: 현행 개호요양병상의 기준) 의　사　48:1(3인 이상) 간호사　6:1 요양사　6:1	개호노인보건시설 상당 이상 (참고: 현행 개호노인보건시설의 기준) 의　사　100:1(1인 이상) 간호사　 ⎫3:1 요양사　 ⎭※ 이중 간호사는 2/7 정도
면적	개호노인보건시설 상당(8.0m²/병상) ※ 다인실은 가구나 파티션 등에 의한 칸막이 설치로 사생활을 배려한 요양 환경 정비를 검토	
저소득자 배려 (법률)	보족급여(저소득자의 시설 입소 시 실비나 광열비, 방 이용비 등의 부담을 보조하는 제도—옮긴이) 대상	

실에 머물며 사생활을 보장받으면서 비교적 극진한 요양 서비스를 받을 수 있다는 점이 특징이다. 개호요양병상은 2024년 3월까지 전면 폐지될 방침이다.

요양의 필요성을 인정받은 사람에게 제공할 새로운 수용처에 대해서는 지금까지 설명한 것과 같은 틀이 제시되었다. 하지만 새롭게 설계된 제도가 현장에 적용되기까지 상당한 시차가 있으며, 설비나 직원 확보 등을 비롯한 여러 가지 이유로 순조롭게 진행된다는 보장도 없다.

앞으로 개호요양병상이 얼마나 제대로 된 세 번째 시설(개호의료원)로 전환해갈지는 불투명하다. 요양병상을 대폭 줄여나가는 추세는 어쩌면 개개인이 인생의 마지막 나날을 어디에서 어떻게 보낼지, 즉 '살아갈 방법'과 '죽음을 맞이하는 방법'을 생각할 계기가 되기도 한다. 하지만 더는 지체할 수 없는 상황 속에서 의지할 데가 없어 어려운 사람들도 많다. 이 문제들을 풀어봐야 한다.

점점 더 증가하는
노노케어 세대

의료비 억제와 병상수 축소 압박은 시설에 입주할 수도, 병상을 이용할 수도 없는 고령자들에게 더욱 가혹하다. 돌봄 활동을 할 때는 입욕, 휠체어나 침대로의 이동(옮겨 탐), 식사, 배설과 같은 일상의 행동을 할 때마다 육체적으로 지원해줘야 하며, 젊은 전문간호사들조차 요통 등의 직업병을 안고 있는 경우가 드물지 않다.

돌봄이 필요하지만 시설 이용이 불가능한 이가 집에 있는 경우, 피돌봄자의 가족이 그 역할을 수행해야 한다. 필연적으로 돌봄자는 피돌봄자와 동년배의 고령자인 경우가 많다. 안타까운 일이지만 고령화가 점점 진행되고 있는 일본에서는 이른바 노노케어가 사회 문제로 완전히 정착한 듯하다.

내각부 조사에 의하면 병원에 입원하지 않은 65세 이상의 고령자 중에서 '현재 건강상의 문제로 일상생활 활동, 외출, 일, 가사, 학업, 운동 등에 영향을 받는 자'의 수는 인구 1,000명당 258.2명(2013년)이다. 당연하게도 나이가 많아질수록 이런 사람의 비율도 높아진다. 80~84세에서는 남성이 353.3명이고 여성이 379.9명, 85세 이상에서는 남성이 439.4명이고 여성이 495.8명이다. 65세 이상의 고령자에게 많은 질병은 입원에서는 뇌혈관질환과 암이며, 외래에서는 고혈압질환, 척추 장애 등이다. 요양이 필요하게 된 원인으로는 뇌혈관질환이 17.2%로 가장 많고, 이어서 치매가 16.4%, 고령으로 인한 쇠약이 13.9%, 관절질환이 11.0%이다. 남성의 경우 뇌혈관질환이 26.3%로 특히 많은 것이 특징이다.

이렇게 보면 평균수명은 늘어났지만, 제약 없이 일상생활을 할 수 있는 기간(건강수명)은 평균수명만큼 늘어나지 못했음을 알 수

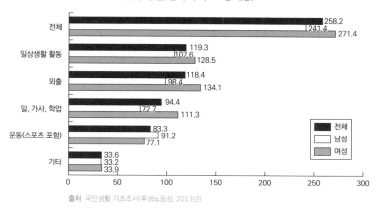

65세 이상 고령자의 일상생활에 영향을 미치는 요인
(복수 응답, 남녀 각 1,000명 대상)

요인	전체	남성	여성
전체	258.2	241.4	271.4
일상생활 활동	119.3	107.6	128.5
외출	118.4	98.4	134.1
일, 가사, 학업	94.4	72.7	111.3
운동(스포츠 포함)	83.3	91.2	77.1
기타	33.6	33.2	33.9

출처 국민생활 기초조사(후생노동성, 2013년)

있다. 건강수명은 2013년에 남성 71.19세, 여성 74.21세로, 2001
년의 남성 69.40세, 여성 72.65세에서 각각 남성 1.79세, 여성
1.56세 늘었다. 하지만 이는 같은 기간 평균수명의 연장(남성 2.14
세, 여성 1.68세)보다 적다. 즉, 수명은 늘었지만 일상생활이 어려운
노년 시기도 늘어난 것이다. 후생노동성의 〈국민생활 기초조사〉
(2017년)에 의하면, 2016년에 돌봄자와 피돌봄자 모두 60세 이상은
70.3%이며, 65세 이상은 54.7%, 75세 이상은 30.2%였다(수치는 구
마모토현 제외). 모든 수치가 상승세를 보이므로 노노케어는 앞으로
도 증가할 것이 쉽게 예상된다.

더욱 참담한
인인케어

노노케어 다음에 기다리고 있는 건 치매를 가진 피돌봄자를, 역시 치매인 돌봄자가 간병하는 '인인케어(인지장애 환자가 같은 인지장애 환자를 돌보는 것—옮긴이)'이다.

내각부 조사에 의하면 고령자(65세 이상) 치매 환자 수는 2012년에 462만 명이었다. 이는 고령자 7명 중 1명꼴이지만, 2025년에는 치매인 고령자가 700만 명이 되어 약 5명 중 1명이 치매에 걸리는 사회가 도래할 것으로 예상된다. 통계로 잡히지 않은 치매 예비군(경도인지장애로 정상인과 치매 환자의 중간 단계—옮긴이)까지 포함하면 그 수는 훨씬 더 불어난다. 치매 환자를 돌보는 치매 예비군인 배우자. 그러다가 곧 배우자에게도 치매 증세가 나타나면 인인케어로 이행되어버리는 것이다.

야마구치현은 고령화가 전국 평균보다 10년 정도나 빠르게 진행되고 있다. 같은 현 내를 조사한 〈재택요양에서의 인인케어 인구 비율〉에 의하면, 노노케어 세대 중 10.4%가 '둘 다 치매 증세', 즉 인인케어 상태임을 알 수 있다. 이 추산에서는 재택요양의 약 1/4이 노노케어 상태에 있어서 앞서 소개한 노노케어 비율보다는 꽤 낮다. 그러나 전국적으로 보면 인인케어의 출현율이 한층 더 높을 가능성도 결코 부정할 수 없다.

인인케어의 실태

재택요양에서 인인케어 인구 비율

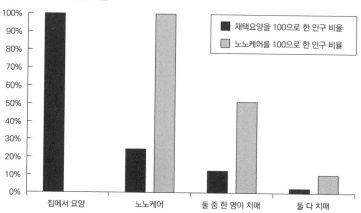

■ 재택요양을 100으로 한 인구 비율
■ 노노케어를 100으로 한 인구 비율

집에서 요양 / 노노케어 / 둘 중 한 명이 치매 / 둘 다 치매

야마구치현에서의 재택돌봄 인인케어 수

야마구치현		인구 또는 비율
2019년도 총인구수		1,473,223명
65세 이상 인구수	①	383,551명
고령화율(65세 이상)		26%
총 세대수		600,144세대
독신 고령자 세대수		65,945세대
고령자 세대수	②	74,774세대
개호보험 요지원·요개호 인정자 수	③	66,899명
돌봄 인정자 중 고령자가 차지하는 비율	③/①＝④	17.4%
고령자 가구에서 차지하는 돌봄 인정자	②×④＝⑤	13,042명
인인케어 가족 수(본 조사 추계치)	⑤×0.104	1,356명

출처 재택요양에서의 인인케어 인구 비율(야마구치현 지방자치연구센터·야마구치현립대학)

가족에도 시설에도
의지할 수 없다

고독한 노노케어의 배경으로는 핵가족화의 확대가 있다. 앞서 말
한 후생노동성의 〈국민생활 기초조사〉에 의하면, 2016년 피돌봄
자가 있는 세대의 구성 비율은 단독 세대가 29%, 핵가족 세대가
37.9%, 3대 세대가 14.9%였다. 단독 세대가 30%에 가깝다는 점
도 우려되지만, 세대 구성을 고령자 세대(65세 이상인 자만 있거나, 여
기에 18세 미만의 미혼자가 더해진 세대)의 비율로 보면 그 값은 54.5%
나 된다. 피돌봄자가 있는 세대의 약 절반이 고령자 세대라는 사
실은, 그렇게 소외된 사람들이 언제 인인케어 형태가 되어도 이상
하지 않다는 의미이기도 하다.

　덧붙여 말하자면 배우자 외의 다른 돌봄자와 동거하고 있다고
해도 노노케어의 현실이나 인인케어의 위험에서 벗어날 수 있는
건 아니다. 피돌봄자와 주 돌봄자가 동거하고 있는 경우는 전체의
58.7%지만, 그중 주 돌봄자가 배우자인 경우는 25.2%, 자녀인 경
우는 21.8%, 자녀의 배우자인 경우는 9.7%이다. 즉, 주 돌봄자가
동거하고 있는 세대의 약 60%는 자녀 또는 그 배우자가 직접 돌보
고 있었다.

　한편, 돌봄자의 연령 구성을 보면 60세 이상은 남성이 78.2%,
여성이 69.9%에 달한다. 마치 65세 자녀가 90세 부모를 돌보는 식

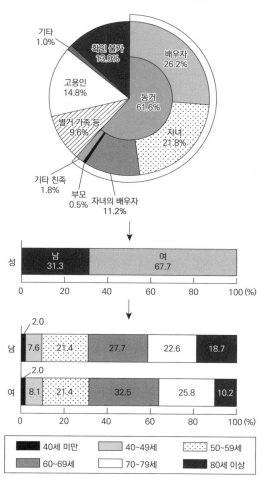

피돌봄자와의 관계와 돌봄자 비율

기타
1.0%

확인 불가
13.0%

배우자
26.2%

고용인
14.8%

동거
61.6%

별거 가족 등
9.6%

자녀
21.8%

기타 친족
1.8%

부모
0.5%

자녀의 배우자
11.2%

| 성 | 남 31.3 | 여 67.7 | | | | |

0   20   40   60   80   100 (%)

2.0

| 남 | 7.6 | 21.4 | 27.7 | 22.6 | 18.7 |

2.0

| 여 | 8.1 | 21.4 | 32.5 | 25.8 | 10.2 |

0   20   40   60   80   100 (%)

| ■ 40세 미만 | 40~49세 | ⋯ 50~59세 |
| 60~69세 | 70~79세 | ■ 80세 이상 |

주 연령 미상의 돌봄자는 포함하지 않음
출처 국민생활 기초조사(후생노동성, 2013년)

이다. 부모와 자식 간의 노노케어가 이뤄지고 있는 것이다. 이 경우 65세의 자녀 역시 피돌봄자가 될 수 있다는 사실을 충분히 예측할 수 있다. 이들이 의지할 곳은 지역의 요양시설이겠지만, 그 '수용력'에는 한계가 있다. 특히 요개호 등급이 높은 사람이 손해를 보는 구조로 되어 있다.

　시설 입주에 관해선 어떨까? 입주자의 질환이나 병세에 조치할 수 있는 간호케어 체계가 시설에 정비되어 있어야 한다. 말기 암, 인공호흡기, IVH(중심정맥영양), 카테터(도관), 중증의 욕창, 빈번한 가래흡인 등의 케어가 필요한 피돌봄자의 경우, 인력 확보의 어려움 등으로 입주가 가능한 시설이 매우 한정되어 있는 현실이다. 이러한 시설이 주변 지역에 거의 없는 경우도 드물지 않아서 누가 케어를 받을 것인지, 즉 선별 문제가 발생한다. 예를 들어 특별양호노인홈은 요개호 3등급 이상이 입주 기준이지만, 시설 입장에서는 요개호 등급이 높으면서도 간호케어는 필요하지 않는 사람이 '좋은' 입주자다. 아무래도 여기에는 경영적 판단이 작용하고 있다.

　충분한 간호케어를 제공할 수 있는 시스템이 지역의 요양시설에 갖춰지지 않으면 자택에서의 요양이 어려워도 의지할 곳이 없게 된다. 고령화 시대에 대처하고자 각종 정책이 나오고 있지만, 그럼에도 의료의 울타리 안에 끼지 못하는 사람들이 생긴다. 요양시설을 확충한다 해도 의료 의존도가 높을수록 제도의 울타리에서 빠져나오게 되는 것이 현실이다.

가족 돌봄으로 인한
피로와 불안, 스트레스

집에서 가족을 돌보는 이들은 심신에 상당한 부담을 느끼게 된다. 사실 가족을 '온종일' 돌보는 사람들도 결코 적지 않다. 상대가 요개호 3등급인 경우의 비율은 32.6%이며, 4등급에서는 45.3%, 5등급에서는 54.6%나 된다. 돌봄자의 70%는 일상생활 중 힘든 점이나 스트레스가 있다고 호소하고 있다. 그 원인을 비중이 높은 순서로 보면 '가족의 병이나 간병', '본인의 병이나 간병', '수입·가계·빚 등', '자유시간 부족', '본인의 업무 관련' 등이다.

내각부 조사에 따르면, 가족의 간병을 이유로 이직한 사람은 2011년 10월부터 다음 해 9월 사이에 약 10만 1,100명인 것으로 집계됐다. 특히 이직이나 전직을 한 여성은 8만 1,200명으로, 전체의 80% 이상을 차지하고 있다. 간병은 그것을 담당하는 가족의 인생도 크게 바꾸게 되는 것이다.

이직의 이유는 남녀 모두 60% 이상이 '직장을 다니면서 돌봄 및 간병을 일과 양립하기 어려워서(남성 62.1%, 여성 62.7%)'를 들었다. 이어서 '본인 심신의 건강이 악화되어서(남성 25.3%, 여성 32.8%)', '본인의 의지로 돌봄 및 간병에 전념하고 싶어서(남성 20.2%, 여성 22.8%)', '시설에 들어갈 수 없게 되어 돌봄 및 간병 부담이 늘어나서(남성 16.6% 여성 8.5%)' 순이었다. 무엇보다 남녀 모두 이직한 사

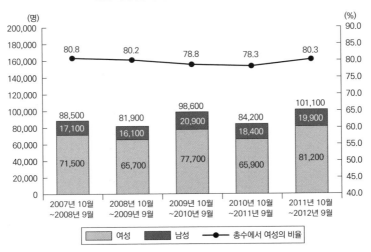

돌봄·간병을 계기로 이직 및 전직한 인원수

출처 취업 구조 기본조사(총무성, 2012년)

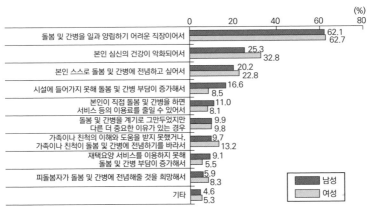

돌봄·간병을 계기로 이직한 이유

출처 일과 돌봄의 양립에 관한 노동자 설문조사(후생노동성 위탁조사, 2012년)

람의 절반 이상인 남성 56%, 여성 55.7%가 '계속 일하고 싶었다'
고 답한 것에 안타까움을 느낀다. 이런 사정이 경제적으로나 직업
적으로 불안 요인이 되어 스트레스가 되는 면도 있을 것이다.

여성의 사회 진출로 인해 맞벌이 세대가 늘어나는 가운데 미혼
율도 함께 상승하면서, 세대 간에 서로 돕는 가족의 구도가 성립되
기 어려워지는 사회가 되었다. 그러나 오히려 그런 '가족'의 도움을
전제로 하고 의지하는 것은 올바른 방법이 아니라고 생각한다.

재택요양이 가계에 주는 충격은
'최소 천만 엔'이 기준

온종일 집에서 가족을 돌봐야 할 때는 경제적인 사정도 고려할 수
밖에 없다. 재택요양에 드는 비용을 감당할 수 없어서 어려움에
빠진 가구가 있을 것이기 때문이다. 게다가 가족의 요개호 등급
이 높을수록 비용이 증가하는 건, 당연하다고는 해도 냉엄한 현실
이다. 평범한 가정에 갑자기 돌봄이 필요한 가족이 생기면 요개호
등급이 높을수록 그 비용은 가계에 직격탄이 되어버린다.

공익재단법인 가계경제연구소에서 2011년 시행한 조사에 의
하면 재택요양에 드는 비용은 월평균 69,000엔이었다. 내용을 보
면 요양 서비스 이용료가 37,000엔, 요양 서비스 이외의 비용이

32,000엔이다. 요양 서비스 이용료는 구체적으로 데이케어(낮 동안 도움이 필요한 노인을 맡아 보호하는 서비스—옮긴이)나 데이서비스, 또는 출장돌봄 등의 이용료였고, 그 외의 비용은 의료비, 기저귀 등의 간병용품, 간병식 등의 비용과 사회보장비 등이었다.

요양 서비스 이용료 월평균 37,000엔 중에서 개호보험을 적용 받고 본인 부담률 10%로 그칠 수 있는 금액은 13,000엔뿐이었다. 즉, 13만 엔 분의 요양 서비스를 이용할 수 있지만, 그것만으로는 부족하기 때문에 한도액을 초과한 요양 서비스 비용 24,000엔을 전액 본인 부담으로 이용한 것이 된다. 월 69,000엔의 지출은 1년 이면 828,000엔이 된다. 평균수명과 건강수명의 차이를 약 10년 이라고 치면, 그 10배인 828만 엔이 가계에 부담된다. 그 밖에 재택요양 체계를 정비하기 위한 초기 비용이나 실제 수명 등을 생각 하면 가계가 부담할 실제 금액은 대략 900~1,000만 엔 정도로 봐야 한다.

이는 평균치이기 때문에 만약 가족이 요개호 5등급이라고 하면 금액은 훨씬 높아진다. 요개호 5등급인 가족을 집에서 돌볼 경우, 그 비용은 매월 평균 107,000엔이다. 1년이면 1,284,000엔이 되며, 집에서 10년을 돌보게 되면 1,284만 엔의 지출이 발생한다. 초기 비용까지 감안하면 100~200만 엔을 추가해야 하므로 대략 1,400~1,500만 엔은 필요하다고 생각해야 한다.

돌봄이 필요한 가족이 치매 증세를 보이면 비용은 더 올라간

요개호 등급별 재택요양 고령자를 위한 지출 합계액
(평균치, 2011년 10월)

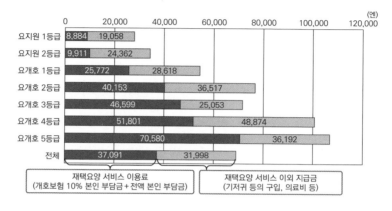

재택요양 서비스 이용료
(개호보험 10% 본인 부담금 + 전액 본인 부담금)

재택요양 서비스 이외 지급금
(기저귀 등의 구입, 의료비 등)

요개호 등급별 요양 서비스 평균 이용료
(2011년 9월 기준)

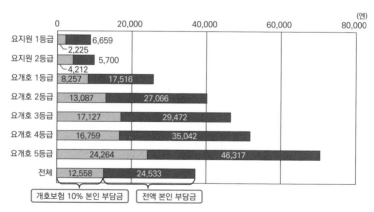

개호보험 10% 본인 부담금

전액 본인 부담금

다. 요개호 4~5등급인 중증의 치매 환자를 집에서 돌보게 되면 매달 드는 비용은 평균 126,000엔이나 된다. 1년에는 1,512,000엔, 10년이면 1,512만 엔이라는 계산이 된다.

　어쩔 수 없이 일을 그만둬야 했던 사람들이 많았던 건 앞서도 언급했지만, 이 조사에서 가족을 간병하며 '세대의 총수입이 줄었다'는 세대는 남성 응답자에서 53.8%, 여성 응답자에서 52.1%로 모두 과반수를 넘는다. '지출이 늘었다'고 답한 세대는 남성 응답자 49.5%, 여성 응답자 60.7%로 많은 세대에서 간병비가 가계를 압박하고 있음을 알 수 있다. 실제로 '현재 가계수지가 적자'라고 대답한 세대는 남성 응답자 96.5%, 여성 응답자 31.9%로 최소 1/3을 넘고 있기에 어렵게 절약을 한다고 해도 적자를 면치 못하는 세대가 상당하다.

돌봄 능력의 한계라는
높은 벽

돌봄에 대한 부담이 크다는 점을 소개했지만, 의료 의존도가 높으면 높을수록 요구되는 돌봄 능력도 높아진다는 점을 간과할 수 없다. 즉, 의료 의존도가 높은 사람일수록 '난민화'가 되어 지극히 어려운 상황에 처하는 것이 현 일본의 현실이다.

그렇다면 앞의 이야기로 돌아가, 재택의료의 내실을 다지려는 후생노동성의 방침을 한 번 더 생각해보자. 의료 의존도가 높은 환자나 돌봄이 필요한 사람들도 집에서 간호케어를 받을 수 있는 시스템을 확충해갈 수 있다면 시설비용을 절감하면서도 다양한 의료적 요구에 맞출 수 있을 것이란 논의다.

재택의료에 충실한 케어 체계란 질병이나 치료의 진행 상황, 단계에 따라 필요한 의료를 적시에 적절하게 받을 수 있도록 한다. 또한, 그러한 '비일상'의 치료를 마친 후에는 거처로 돌아가 본인의 '일상'으로 신속하게 복귀할 수 있도록 돕는다. 개개인이 원하는 다양한 삶의 방식, 죽음을 맞이하는 방식이 실현되는 데 필요한 지원을 하며, 안심하고 요양생활을 할 수 있도록 돕는 체계다. 이를 실현하기 위해 구상한 것이 바로 지역포괄케어시스템이며 다가오는 2025년을 대비하여 구축을 서두르고 있다.

재택의료를 선택하면 치료나 수술 등을 병원에서 마친 다음, 남은 시간은 집에서 보내게 된다. 익숙한 자택을 중심으로 나머지 일상적 요양 지원, 병세 악화 대응, 임종케어 등은 필요에 따라 병원이나 진료소, 방문간호센터, 약국, 요양지원센터 등에서 지원받을 수 있다. 의사, 간호사, 약사, 요양보호사 등의 전문직이 연계하여 정보를 공유하고 자택에 정기적으로 방문하여 상태를 봐준다.

그러나 이 연계는 자동으로 되지 않는다. 환자 스스로 '지금은 전문적인 간호가 필요해', '누군가 조금만 도와줬으면 좋겠어' 등을 판단하지 않는다. 그래서 케어매니저(Care Manager)의 존재가 중요하다. 방문간호와 방문돌봄은 한 팀을 이루어 제공하는 것이 이상적이지만, 실제로는 직원 간의 물리적인 거리가 정체 요인이 되고 있다. 또한 현재의 재택의료 요구는 고령화와 함께 다양화·복잡화되고 있으며, 의료 처치가 필요한 이용자 비율도 높아지고, 간호사의 대응 등도 더욱 필요해지고 있다. 따라서 케어매니저의 의료 대응의 질을 높이는 것이 중요하다.

케어매니저는 간호사 자격을 갖춘 사람이 맡는 것이 좋다. 케어매니저가 전문적인 의료지식을 가지고 있다면 담당 환자에게 일어날 수 있는 상태 변화 등을 사전에 예측할 수 있고, 의사와도 한층 원활하게 소통할 수 있어서 재택의료 체계를 잘 정비해나갈 것으로 생각된다. 병세 악화나 가족의 돌봄 능력 한계 등으로 재택요양이 어려움에 부딪힐 때는 케어매니저와 상담하여 도움을 줄 수 있는 시설이 있는지 검토할 수도 있다.

방문진료 건수는 해마다 증가한다. 후생노동성에 의하면 2014년에는 65만 건을 초과했는데 그중 75세 환자가 90% 이상을 차지했다. 또한 24시간 지속 수액, 중심정맥영양, 인공호흡기 사용, 흉복강 세척, 기관절개, 감염격리실, 산소치료와 같은 의료 조치가 필요한, 즉 비교적 의료 의존도가 높은 환자가 전체의 16%를 차지하고 있다.

방문간호시설로는 병원이나 진료소 같은 의료기관과 방문간호센터가 있다. 2016년 7월에 발표한 닛세이 기초연구소 자료에 따르면 방문간호에 특화된 방문간호센터가 해마다 늘어서 2015년에는 이곳의 의료보험 적용자가 약 18만 명, 개호보험 적용자가 약 39만 명에 달했다. 수요에 부응하기 위해 방문간호시설은 2016년에 8,484곳으로 늘었고, 방문간호사 수는 2014년에 약 46,000명으로 꾸준히 늘고 있다. 재택의료 제공 체계는 그 수요에 답하고자 앞으로 계속 발전해나갈 것이다.

재택의료 케어의 연계는
간호사에게 달렸다

재택의료에서는 24시간 의료 제공 시스템이 충실히 이행되어야 하며, 그 열쇠가 되는 것이 바로 방문진료와 방문간호임을 소개했다. 방문간호사는 의사의 방문진료 보조를 비롯해 다양한 업무를 한다. 예를 들어 환자의 심신 상태 관찰, 체온·맥박·혈압·혈중산소포화도 측정, 가래흡인, 구강 케어, 식사 보조, 위루관을 통한 수분·영양제·의약품 투여, 배설 보조 및 기저귀 교체 등이 있다. 의사보다 자주 방문해서 환자 상태를 봐주기 때문에 가족에게는 누구보다 고마운 존재다.

방문간호사는 대부분 혼자서 환자의 집을 방문한다. 그래서 때로는 환자 상태에 따라 스스로의 판단하에 조치해야 한다. 예를 들어 병증이 달라졌을 때 의사를 불러서 진료받게 할지, 아니면 급성기 병원으로 옮길지, 시설 입소를 조언할지, 이대로 두고 볼 것인지 등을 결정해야 한다. 책임이 크고 상당 수준의 지식과 실무 경험이 요구되지만, 그만큼 성장의 기회가 되고 환자에게 실질적인 도움을 줄 수 있어 보람 있는 일이기도 하다. 환자에게 필요한 의료와 케어를 제공하고 각 의료 전문직이 원활하게 연계하기 위해서도 간호사의 역할이 매우 중요하다.

그래서 더욱 방문간호센터의 내실화가 필요하지만, 간호직 종사자 수가 3인 미만인 방문간호센터의 약 30%가 적자를 기록하고 있다. 반대로 10인 이상이 상주하는 센터에서는 적자인 곳이 4%에 불과하여, 규모가 클수록 경영 면에서 안정됨을 알 수 있다. 이는 간호사 수가 적은 센터에서는 고정비가 할증되는 데다가, 간호사 1명당 방문 일정이 빡빡해지면 대응력이 떨어져 보수를 받기 어려워진다는 이유도 있다.

실제로 간호사가 2.5~3명 정도인 센터 중에서 24시간 대응하는 곳은 58%로, 10인 이상 센터의 96%에 비교하면 크게 뒤처진다. 특히 고령자가 많고 방문하는 집들 간의 거리가 멀어서 이동 거리도 긴 지방에서는 소규모 센터가 방문간호의 이점을 충분히 발휘할 기회가 적다. 지방의 소규모 센터는 도시지역과 비교해서 광범위한 지역을 담당하므로 상태가 심각한 환자들을 연속해서 대응해야 하고, 서류 작업도 각자 해야 하는 등 간호사 업무가 과중해질 가능성이 있다. 적은 인원으로는 교대근무도 유연하지 못해서 상시호출을 받고 달려가는 일이 반복되어 쉴 틈이 없다는 현장의 목소리도 듣는다.

빽빽한 근무 환경 속에서도 환자들의 가정을 지탱해주는 간호사들, 그리고 재택의료에 힘쓰는 뜻있는 방문간호사들에게 진심으로 머리를 숙인다. 이런 귀중한 인재들이 과중한 업무로 번아웃되는 일을 어떻게 해서든 예방할 수 있으면 좋겠다.

'사라져가는 병원 침대'의
해결책

아무리 재택의료 제공 시스템이 잘 갖추어진다고 해도 지역 의료에서 병원의 역할은 사라지지 않는다. 언제든 전문적인 의료를 제공할 의사가 있고 설비가 잘 갖춰진 병원은 지역 의료의 거점이 되는 중요한 의료자원이다. 병원에 입원한 환자는 24시간 돌봄과 간호케어를 받을 수 있으며, 상태가 악화되면 신속하게 의사가 달려와 필요한 처치를 해준다. 이를 지역포괄케어시스템으로 대체하고자 할 때는 몇 가지 한계점이 있다.

먼저, 주치의 대부분이 진료소에서 외래진료를 하는 1인 개업의라는 점이다. 혼자서 365일 24시간 동안 만약의 상황에 대비해야 하기에 부담이 클 수밖에 없다. 또한 병상에 있는 환자의 병세를 관찰하는 '눈'이 필요한데, 이변을 알아차릴 수 있는 간호사가 곁에서 지켜봐 주는 것이 가장 이상적이다. 지금 사라져가는 병원의 병상은 이와 같은 의료를 필요로 하는 이들에게 없어서는 안 될 침대였던 것이다.

지금까지 이른바 '의료난민'들이 겪고 있는 불안과 어려움에 대해 살펴보고, 그렇게 된 배경과 내부 사정을 짚어보았다. 그런데 이러한 난민화 현상이 왜 발생하는지 그 본질적인 질문을 해야 한다. 난민화 현상의 원인은 병원 침대가 사라져가는 것에 있다. 그건 한정된 보험 재원을 보다 효율적이고 효과적으로 운영하여 의료보험제도를 지속하기 위한 국가 정책의 일환임을 이미 소개했다. 하지만 잊어서는 안 될 가혹한 현실이 있다. 제1장에서 잠깐 언급했듯이 의료 소외지역에서 병원이 무너지고 있는 현실이다. 병원은 진료과별 외래, 전문적인 수술 등의 치료, 검사, 입원과 같은 각각의 절차를 상시 가동하면서 '종합병원'으로 존속하기 위해 큰 부담을 떠안고 있다. 병원 규모나 위치한 지역에 따라서도 그 부담의 크기가 다르고, 의사들이 짊어진 무게도 다르다. 지역 의료에서 기대되는 역할도 병원마다 다르다.

그렇다면 왜 병원이 무너지고 있을까? 어떻게 하면 지역의 병원을 재건할 수 있을까? 나는 연구자로서 과제를 설정하고 작업

가설을 세운 후, 사고 실험을 반복하면서 개선하고 실증하는 연구 작업을 해왔다. 이 무거운 과제를 해결할 방안에 대해서도 같은 과정을 거쳤다. 정확한 가설을 세울 수 있으면 길은 저절로 열린다. 그리고 이러한 일련의 가설에서 발단에 있는 구조적인 문제를 찾아냈을 때, 나는 경영자로서 임해야 할 과제를 발견했다(그 경위는 다음 장에서 자세히 설명하겠다). 그렇게 '병원'과 '의사'라는 지역 의료에서 중요한 인프라를 어려움에서 구하고 돕는 것이, 결과적으로 지역에 꼭 필요한 '의료병상'을 제공하게 된다는 사회적 의의를 실증하기에 이르렀다. 의료가 필요한 사람에게 적합한 의료를 제공한다는 당연한 일을 실현하는 방안이기도 했다. 그건 바로 의사를 아웃소싱하는 병원, 즉 '재택형 의료병상'이라는 아이디어였다.

이는 의사가 24시간 상주하고 있지 않아서 '병원'이라고는 부를 수는 없는 곳이다. 그러나 유지비용이 높은 의사를 병원에서 분리하고, 외래나 구급 및 정밀검사 기능을 분리한 후, 만성기·종말기 환자를 위한 병상 기능에 특화된 '재택형 요양병상'이라는 새로운 '장'을 마련하니 단번에 희망이 보이기 시작했다.

재택의료에서의 방문진료, 방문간호의 질이 병원의 그것과 비교해 손색이 없음은 익히 알고 있었다. 오히려 급성기 치료를 마친 후 길게 이어지는 요양생활을 위한 의료에서는 전인적인 '케어'의 시점을 가진 재택의료 전문가의 역할이 더욱 크다. 여러 진료과를 갖춘 병원의 기능도 지역 개업의와의 연계로 보완할 수 있을 것이다. 병원과 같은 간호 체계가 잘 정비된 병상이 지역 내에 있으면, 가족들이나 의사들의 과도한 부담 없이도 지속적인 간호케어가 필요한 환자에게 양질의 요양생활을 제공할 수 있지 않을까?

이런 지역 내 병상은 사라져가는 병원 침대를 살리고 유지해줄 수 있으며, 필요에 따라 지역 주치의나 치과의사, 약사 등의 의료진이 방문해서 병상을 공유한다. 주치의도 전문성에 따라 다른 진료과 개업의와 병상을 중심으로 연계한다. 이는 이미 병원에서 행해지고 있는 타과 컨설팅과 같은 구조다.

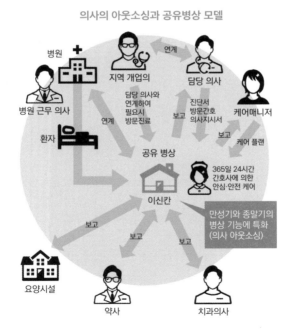

의사의 아웃소싱과 공유병상 모델

기본적인 병상은 앞서 설명한 대로 더 이상 '병원'이 아니다. 마치 간호 및 케어 체계가 충분히 갖춰진 집과도 같아서, 환자 입장에서 보면 재택의료를 업그레이드한 환경일 것이다. 환자는 의료 의존도가 낮아지지 않는 한 임종까지 퇴원(퇴소)할 필요 없이 각 전문가의 방문진료, 방문간호, 방문요양 서비스 등을 받으며 요양생활을 할 수 있다.

의료 및 간호케어를 제공하는 입장에서는 각 전문 시설에 환자를 수용하기 위한 병상을 상시 준비해둘 필요가 없어서 병상을 유지하는 데 드는 비용을 단번에 절감할 수 있게 된다. 각 환자에게 병상이 하나씩 제공되고, 다른 시설에서 온 전문가들이 그 병상을 방문하는 방식이다.

재택형 의료병상 '이신칸(醫心館)'은 이를 구현한 새로운 의료·요양시설이다.

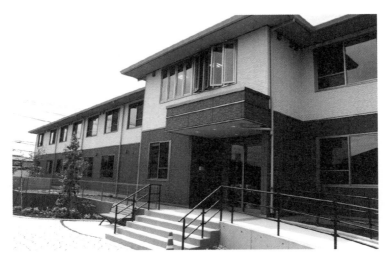

이신칸 우츠노미야 지점(2018년 7월 촬영)

초고령사회 일본, 재택의료를 실험하다

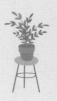

재택형 의료병상은 과거 지역진료소에 설치되어 있던 병상처럼 지역밀착형의 요양병상을 지역 의료인들과 분담하는 방식이다. 병원마다 병상수에 걸맞은 의사를 상주시키려면 비용이 초과한다. 간호사를 지속적으로 고용하기도 어렵다. 그렇기에 지역을 포괄하는 공유병상을 통해 외부 의사들에게 필요한 병상 기능을 적시에 제공하자는 것이다.

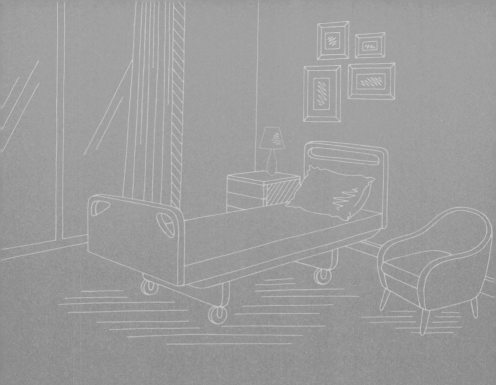

제3장

공유병상으로
지역 의료를 돕는
'재택형 의료병상'

재택의료와 입원의료의
장점을 조합하다

'재택형 의료병상'은 재택요양과 병원 입원의 장점을 합친 케어를 제공하는 새로운 의료 및 요양 모델이다. 재택요양의 좋은 점은 프라이버시가 지켜지고 자신의 라이프스타일을 억지로 바꾸지 않아도 된다는 것이다.

병원은 빠른 시일 내에 일상생활로 돌아가기 위해 치료에 전념하는 환자들을 위한 공간이다. 입원한 후에는 병원 일정에 맞춰서 생활해야 하고 의식주에도 여러 제약을 받기 마련이다. 커튼 한 장으로 칸막이가 된 침대에서는 편히 쉬기도 어렵다. 치료 효과를 최대한으로 높이기 위해 평소 자신의 일상과 멀어지더라도 비일상적인 입원생활을 감내하는 것이다.

그런 면에서 재택요양은 본래의 생활을 어느 정도 지켜가는 게 가능하다. 혼자 있을 때도, 가족과 있을 때도 사생활이 존중되고 편하게 지낼 수 있다. 다만 환자를 돌봐야 하는 가족에게는 재택요양이 아무래도 부담된다. 의료 의존도가 높을수록 가족들이 종일 눈을 떼지 못하게 되고, 돌봐줄 사람이 없어서 재택요양을 포기할 수밖에 없는 사례도 적지 않다.

한편, 병원에서의 입원생활은 항상 의사의 눈길이 닿는 환경이어서 안전이 확보된다는 압도적인 이점이 있다. 의료 시스템이 잘 정비되어 있고 위급상황에 즉시 조치해줄 수 있어서 안심된다. 병원에서는 응급 처치나 검사 외에도 여러 진료과 의사들에 의해 전문적인 수술이나 치료가 행해지고, 여러 직종의 의료 직원들이 연계하면서 집중적인 치료와 간호를 제공한다. 병원은 내부에 치료에 필요한 모든 기능을 갖춘 의료 중심적인 역할을 하는 기관이기에 그 중요성은 앞으로도 변함이 없을 것이다.

문제는 집중적인 치료를 마친 이후다. 길게 이어지는 요양 '생활'이 이루어지는 공간의 역할을 병원에 기대하기란 어렵다. 지금까지 설명했듯이 일본에서는 의료 제공 시스템의 효율화를 목적으로 병상 기능의 분화를 촉진하고 입원일수 목표 설정 등을 추진하고 있다. 병원이 그 기능을 모두 유지하고 제공하는 것이 아니라, 지역에 있는 다른 병원이나 진료소 등과 필요에 따라 연계하며 의료를 제공하는 시대로 변하고 있다. 따라서 병원에서 제공해온 장기요양의 장소는 이제 지역에 있는 일상의 장소로 옮겨가는 방향으로 설계해갈 필요가 있다. 의료가 필요한 사람들이 안심하고 머물 수 있는 거주지, 즉 재택요양의 장소로는 요양시설이나 유료노인홈과 같은 선택지도 있지만, 의료 의존도가 높은 이들을 받아주는 시설은 아직 극히 한정된 것이 현실이다.

이런 문제를 해결할 답은 사실 우리의 눈앞에 예전부터 존재해왔다. 그것이 바로 방문진료, 방문간호이다. 특히 앞 장에서 설명했던 것처럼 방문간호사의 사회적 역할이 커지고 있다. 간호사 인력을 최대한 활용한다면 병원시설, 재택요양, 요양시설 사이의 간극도 메울 수 있게 된다.

물론 기존의 방문간호처럼 간호사가 매일 가정을 한 곳씩 방문하는 것만으로는 문제가 해결되지 않는다. 자칫 가족과의 면담이나 이동에 시간을 빼앗기게 되어 간호사가 실제로 한 집에서 케어에 들이는 시간이 짧아지기 쉽다. 간호사의 업무 부담도 상당할 것이다.

그 어려움을 해소하면서 간호사에게도 환자에게도 꼭 맞는 시스템은 없는 것일까? '거주지' 안에 필요한 '의료'를 넣는 것이 아니라, 의료적 장소 안에서 요양생활(만성기·종말기 등)을 하며 상시 필요하지 않은 기능을 없애고 주거의 기능을 갖추면 어떨까? 이와 같은 역발상으로 떠오른 것이 재택형 의료병상이었다.

간호사가 한 집씩 방문하는 것이 아니다. 세심한 간호케어를 필요로 하는 이들이 모인 공동주택의 각 호를 방문하는 방식이다. 공동주택에는 방문간호센터, 방문요양센터가 설치되어 있어서 야간에도 직원이 상주한다. 직원들은 업무 시간의 대부분을 이동이 아닌, 간호케어라는 본연의 업무에 쏟을 수 있다. 이는 마치 아파트 각 세대를 간호사가 돌아다니며 관리해주는 것과 같다. 입주자로서도 무슨 일이 있으면 언제라도 전문가의 도움을 받을 수 있어서 자택이나 요양시설과 비교할 수 없이 든든하다.

재택형 의료병상의 건물 내에 의사가 늘 있는 건 아니지만, 가까이에 있는 개업의나 병원과 연계하여 담당 의사를 지정하므로 무슨 일이 생기면 곧바로 의사가 달려올 수 있다. 병동에서와 마찬가지로 간호사들이 환자 상태를 지켜봐 주기 때문에 위급상황을 누구보다 먼저 알아채고 신속하게 조치한 후 의사와 가족을 부를 수 있다. 의료 의존도가 높고 간호케어나 돌봄이 매일 필요한 이들도 안심하고 지낼 수 있다.

생명과학 연구자에서
경영자가 되다

재택형 의료병상에서는 의료 의존도가 높은 입주자들이 모인 집합주택을 간호사가 순회하며 상태를 보거나, 담당 의사의 진단서나 방문간호지시서에 기인한 간호케어를 제공한다고 생각하면 된다. 이때 일반적인 방문간호와 마찬가지로, 혹은 그 이상으로 간호사의 현장력이 중요시되기에 이 점에서 불안을 느끼는 이들도 있을 수 있다. 나도 의사로 있으면서 한때는 그렇게 생각하기도 했다. 그러나 당직을 서던 어느 날 밤에 내 생각이 옳지 않았다는 걸 배웠다. 간호사라는 전문직은 병상에서 프로인 존재이며, 상상보다 훨씬 더 믿음직스러웠다.

내가 어떻게 재택형 의료병상이라는 새로운 의료 인프라를 구축하게 되었는지 그 경위를 잠시 돌아보고 싶다. 나는 태어나서 성인이 될 때까지 나고야에서 자랐다. 어릴 적부터 과학자를 꿈꿨지만 부모님의 권유로 의학부에 진학했고, 연구자로서 사회에 공헌하고 싶어서 대학원 수료 후 교토대학 대학원 의학연구과에 들어갔다. 그곳에서 분자생물학 분야의 세계적 일인자였던 혼조 다스쿠 교수님의 지도하에 면역학과 분자생물학을 전공으로 기초의학 연구에 종사했다.

혼조 교수님은 옵디보 등으로 대표되는 암 면역 체크포인트 억제제와 관련해 미디어에 빈번하게 거론되어 이름을 들어본 이들이 많을 것이다. 옵디보는 PD-1이라는 암 면역 체크포인트와 관련된 인자에 대한 항체로, 나는 그 발견자 중 한 명이기도 하다. 인체의 암에 대한 면역반응 규명이라는 기초의학 연구의 성과가 실제로 임상에 응용되는 의료기술이 되고 새로운 지평을 열기 위해서는 그 이후로도 긴 세월에 걸친 무수한 헌신이 필요했다. 연구에 미련이 없다고 하면 거짓말이기에 경영자가 된 후에는 자신의 연구 주제에 관한 화제를 가능하면 피했다. 몇 년 전에 혼조 교수님이 보내주신 연하장을 통해 'PD-1이 화제가 되고 있다'는 사실을 알게 됐을 때도 특별히 마음에 담아두진 않았지만, 어느 회식 자리에서 화제의 옵디보가 PD-1 항체라는 것을 알았을 때는 놀랐다.

나는 대학을 나온 후부터 현역에서 일했던 40년의 절반인 20년을 생명과학 연구자로 살았다. 교토대학 의학부에서 조교로 지낸 뒤에는 미국 콜드스프링하버연구소 연구원, 과학기술진흥사업단 (JST) 주임연구원, 교토대학 바이러스연구소 객원 조교수, 일본 국립유전학연구소 부교수라는 경력을 쌓았다. 마흔 살에 접어들 무렵, 나는 앞으로 어떻게 살고 싶은지를 고민했다. 마침 연구를 위해 떠난 뉴욕에서 다양한 사람들을 알게 됐다. 그중에는 연구자 출신이면서 사업에 뛰어들어 사회적으로 큰 영향력을 발휘하고 있는 이들도 있었다. 그들과의 교류를 통해 활약할 수 있는 필드는 한군데가 아니라고 느꼈다. 그리고 내 인생의 제2막에는 회사를 설립해서 사회에 공헌하고 싶다고 생각했다.

하지만 당시에는 연구자로서 자신의 연구실을 가지고 다양한 지원을 받고 있었고, 무엇보다 대학원생 등 젊은 연구자의 앞날에 막중한 책임이 있는 입장이었다. 내 뜻을 실행에 옮기기까지 5년 정도의 준비 기간이 필요했다. 준비 기간 동안 처음에는 분야에 구애받지 않고 나에게 어떤 기회가 있을지 폭넓게 고민했다가, 점차 연구자이자 의사인 경력을 살릴 수 있는 의료 분야로 범위를 좁혀나갔다. 사회에 공헌할 수 있으면서 보람도 느낄 수 있는 주제를 선정하고 싶었기 때문이다. 나는 연구실을 곧 닫게 된다는 무거운 마음을 안고 작업을 계속하면서 사업 구상을 하고 있었다.

간호사의 전문적인 잠재력이
길을 열어주다

이윽고 연구자로서 주변 정리가 조금씩 진행되고 있을 무렵이었다. 나는 어느 만성기 의료기관에서 의사로 근무하고 있었는데 그때 어떠한 번뜩임이 찾아왔다.

그 당시 병원을 몇 군데 돌았는데 모두가 이른바 '시골 병원'으로 산속에 있거나 바닷가 작은 마을에 있었다. 고령화와 저출산이 진행되고 있는 지방이었다. 졸업 후 1년의 임상연수를 거쳐 바로 연구자가 되었던 나는 야간에 가끔 병원에서 당직을 하는 정도여서 새내기 의사나 다를 바 없었다. 병원에 상주해서 근무할 때는 불안한 마음도 있어서 예측불허의 사태에 대비해 항상 긴장해 있었다. 그런데 참 이상하게도 간호사들은 나에게 어떤 도움도 청하지 않았다.

입원환자가 100명 규모인 병원이었기에 널스콜(간호사 긴급호출)로 달려간 간호사들이 때때로 환자의 처치에 관해 의사에게 지시를 받거나, 처치를 의뢰할 거라고 생각했다. 그런데 환자가 이렇게나 많은데도 의사인 내가 할 일이 없는 것이 이상했다. 너무도 조용해서 나는 간호사 스테이션을 종종 들여다보았다. 하지만 우려와는 달리 간호사들은 일을 척척 하고 있었다. 내가 눈에 보이는 차트를 집어 들고 "이 사람은 어떻게 되고 있나요?", "왜 이런 처치를 했나요?" 하고 물어보면, 간호사들은 예외 없이 환자의 상황을 아주 꼼꼼하게 파악하고 있었다. 의사의 지시에 딱 들어맞게 실행하면서도 적절하게 상황을 판단하며 움직이고 있었다.

그 병동에는 만성기 환자와 종말기 환자들이 있었다. 주로 고령이면서 의료 의존도가 높은 환자들이었다. 그런데도 그곳에서 유일한 의사인 내가 나설 차례는 거의 오지 않았다. 나는 그때 만약에 병동에 간호 체계가 잘 정비되어 있으면, 365일 24시간 내내 병동에 의사가 있을 필요가 없을지도 모른다는 생각을 하게 되었다.

'의사 부족'은
정말 의사 수의 부족일까?

의료에 관한 사업을 하고 싶다는 마음에서 떠올린 주제가 '지역 의료 살리기'였다. 앞으로의 일본 의료가 직면한 최대 과제는 무엇보다 저출산이 진행되는 지방 의료의 붕괴가 아닐까 하고 생각한 것이다.

사람이 많이 살지 않는 과소지역(過疎地域)의 의료 현장에 의사가 부족하다. 이는 중대한 문제지만, 그 이유가 의사 수의 부족 때문인 건 아니다. 의사가 도시지역에만 집중되어 있는 것이 이 현상의 원인이다. 즉, 전국에 의사가 골고루 있지 못한 상황이므로 자원 배분의 문제라고도 할 수 있다. 저출산·고령화와 인구 감소라는 미래의 일본이 부딪치게 될 문제를, 도시로 인구가 유출되는 지방에서는 더 빨리 직면하고 있었다. 그리고 그 양상은 대단히 심각하다. 이는 결코 의사 인력 부족이라는 단순한 문제가 아니다. 실제로 현장을 다니다 보면 적자나 의사 수 부족으로 경영이

2045년 65세 이상 인구 지수

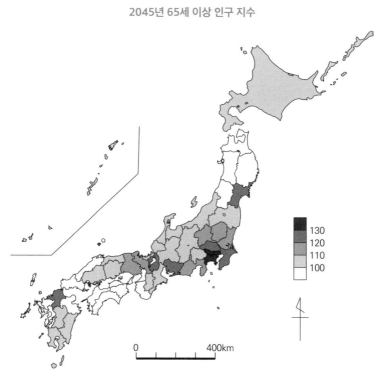

130
120
110
100

0   400km

주 단, 2015년의 65세 인구를 100으로 함
출처 일본의 지역별 장래 추계인구(국립사회보장·인구문제연구소, 2018년 추계)

초고령사회 일본, 재택의료를 실험하다

어려워진 지방 병원이 잇따라 폐쇄되고 있었지만, 단순히 부족한 인력을 보충해서 해결될 문제가 아니었다.

구조적인 문제가 있는데 이를 극복하지 않으면 결국 의료자원에 한계가 있는 과소지역은 물론, 도시 근교에서도 병원 경영 문제가 발생하게 되지 않을까? 이로 인해 세상에 '의료난민'이 쏟아지게 되지는 않을까? 이 중대한 과제가 결국 지역 간 격차로 이어지면, 결과적으로 일부 지역은 존속이 어려워지게 되는 것은 아닐까? 저출산·고령화가 진행되며 의료 및 돌봄 요구가 더욱 높아지는 가운데, 이러한 문제를 해결해가는 것이 내 필생의 과업이 되리라는 예감이 들었다.

병원 경영이 힘들어지는 이유는 크게 두 가지로 볼 수 있다.

첫 번째 이유는 상주하는 의사 확보가 어려워지면서 환자에게 의료를 제공하는 데 한계가 생기고, 이로 인해 환자가 모이지 않게 되는 것이다. 앞서 언급한 바와 같이 의사 확보가 어려운 상황은 구조적인 문제 때문이므로 이에 대한 대처가 필요하다.

두 번째 이유는 병원마다 필요한 정밀검사기기 등의 설비 투자가 경영을 압박한다는 점이다. 급성기 병원에서는 응급의료에 대비하여 필요한 검사기기를 어느 정도 갖추어야 한다. 기기 구매뿐만 아니라 보수 점검이나 기종의 업데이트 등에도 많은 돈이 든다. 설비와 관련한 전문 인력의 배치도 필요하다. 그런데 큰 비용이 들어가는 만큼 환자를 보고 진료수가를 얻을 수 있는 병원이 있는가 하면, 그렇지 못한 병원도 있다. 대표적인 예가 지방 병원들이다. 필요를 위해 대비하고 있는 대기 상태가 길고, 유지를 위한 각종 비용이 계속 들어간다. 의료종사자들의 긴 노동 시간, 인건비 급등과 같은 일면이 기인하고 있는 것이다.

야근하며 간호사들의 업무 능력을 보았기 때문일까. 나는 지방의 핵심 병원을 제외한 과소지역 곳곳의 작은 병원들이 '종합'을 지향하지 않고, 역할을 명확하게 구분하면 어떨까 하고 생각했다. 즉, 응급실이나 급성기 기능은 설비가 갖추어진 도시 병원에 맡기고 급성기 의료의 역할을 내려놓자는 것이다.

의료자원의 효율적 배치로
의사 부족 문제를 해결한다

최근, 중증의 임산부를 이송하는 구급차를 병원에서 받아주지 않아 환자가 목숨을 잃는 안타까운 사고가 전국적으로 문제시되었다. 하지만 의료기관에도 '전문의가 없어서 조치가 어렵다', '다른 응급 처치 중이라 받아도 치료할 수가 없다', '침대가 차서 받을 자리가 없다' 등의 어쩔 수 없는 사정이 있다.

다른 나라들과는 달리 구급차를 부르는 것에 심리적·금전적 부담감이 적은 일본에서는 중증도가 그리 높지 않은 환자들도 응급

병원에 계속해서 이송되곤 한다. 그런 가혹한 노동 환경에서 일하는 의료진들이 과로를 이기지 못해 병원을 그만두게 되고, 이는 남겨진 의사들의 부담이 가중되는 악순환을 초래한다.

만약 중증의 응급환자를 처음부터 도시지역 병원이나, 지정된 급성기 병원으로 이송하도록 하면 어떨까? 의료자원이 중복되지 않아 의사 등 인력이나 설비에 드는 비용이 큰 폭으로 절감될 것이다. 물론 지정 병원 후보는 항상 여러 곳으로 준비해서 수용 체계가 늘 확보될 수 있도록 전반적인 관리를 해야 하겠지만, 그것까지도 포함해서 조정하면 된다.

실제로 이러한 움직임을 시작한 지역들이 있다. 예를 들어 도쿄에서는 시내 지역을 구분하여 지역별로 책임 병원을 지정했다. 그리고 최중증을 제외한 수술 등을 행하는 2차 응급병원의 빈 침대 상황과 당직 의사 인원 등을 실시간 파악하여 수용처를 효율적으로 선정하는 구조를 마련했다. 이는 역할과 담당을 명확히 나눈 지역 내 협력 구조이다.

내가 재택형 의료병상 1호관을 개설한 지역인 미에현 나바리시도 마찬가지로 의료자원에 한계가 있어, 중증 환자의 응급구명은 인접한 이가시의 급성기 병원과 순번제로 하고 있다. 나바리시와 이가시의 병원이 순번으로 조치하지 못할 경우에는 나라현이나 오사카의 병원에서 응급환자를 받기도 한다. 이런 이유로 나바리시에 있는 내가 운영하는 시설에는 이 지역 외의 의료기관에서도 입소 상담이 들어온다.

최근, 과소지역에 있는 병원들이 의사 부족으로 인해 폐원 위기에 몰렸다는 소식을 종종 듣는다. 하지만 애당초 도시지역에 뒤지지 않는 응급조치나 급성기 치료, 정밀검사 능력을 모든 병원에 요구하는 바람에 의사가 부족한 상황에 처하게 된 경우도 많지 않을까. 그리고 어쩌면 의사가 부족해 보이는 현상의 대부분은 발상의 전환으로 해결할 수도 있다.

상근 의사의 고용 유지나 고가의 설비 도입비, 그리고 유지를 위한 고정비 등 계속해서 비용이 발생하는 구조를 그대로 둔 채 '지방 병원이 위험하다', '지역 의료가 붕괴한다'고 걱정해도 상황은 호전되기 어렵다. 그보다는 지방과 그 중심적인 도시지역에서 담당하는 의료를 명확하게 분담하는 편이 인재나 설비 등의 자원 배분에 적절하다고 본다.

이는 앞 장에서도 소개한 〈보건의료 2035〉에서 내걸고 있는 20년 앞을 내다본 보건의료 시스템, '린 헬스케어(Lean Healthcare, 불필요한 검사나 활동에 소모되는 시간을 줄이고, 의료서비스 제공에서 결함을 줄이려는 운영 원칙—옮긴이)'와 같은 맥락이다. 즉, 지역이 주체가 되어 의료를 재편하는 것이다. 필요로 하는 모든 사람에게 최상의 질과 적절한 양의 보건의료를 최적의 타이밍으로 제공하기 위해서 부족한 자원을 양적으로 보충하는 것만이 아닌, 지역별 실정에 맞춰서 보완하고 재편해나가려는 의도다.

구체적인 방법으로는 두 가지를 생각해볼 수 있다. 먼저 응급 구명을 포함한 급성기 치료의 기능은 중심 도시의 병원에 의존하며, 의료자원이 부족한 과소지역 병원에서는 이와 중복되지 않는 요양병상 기능, 특히 만성기와 종말기 환자 케어에 특화한다. 또한 인구 10만 명 정도의 지방 도시에서는 병원마다 기능을 명확히 나누어 급성기 기능이 여러 군데에 중복되지 않도록 효율화한다.

도시지역의 급성기 병원과 연계를 확실히 해두면 지방에 흩어져 있는 병원들이 '종합' 병원이 아니더라도, 주민들에게 원활한 의료를 제공하는 것이 불가능하진 않을 거라는 생각이 들었다.

싱가포르의 의료 시스템에서 힌트를 얻다

극단적으로 말하자면, 지방에서 만성기 및 종말기 환자를 수용하는 병원들은 다양한 질환의 검사나 수술 등을 할 수 있는 '종합' 병원일 필요가 없다. 진단이 확정되고 요양에 관한 의사지시서가 있으면서 급변 시 치료지침이 명확하게 정해져 있다면 환자가 머무는 곳에 의사가 꼭 상주하지 않아도 된다. 이는 의사가 환자의 집에 방문진료를 행하는 재택의료와 아주 흡사한 구조다.

환자가 있고 병상이 많은 병원에는 의사가 있어야 한다는 전제. 누구도 의심하지 않은 이 전제를 나는 어느 순간부터 의심하게 됐다. 새로운 발상에 의한 새로운 의료 제공 시스템이 필요하다고 보았다. 무슨 말도 안 되는 소리냐며 반문하는 이들도 있을 것이다. 내가 이 아이디어를 주위에 처음 밝혔을 때 모든 의료진으로부터 그런 반응을 받았다.

의사를 아웃소싱한다고 해서 장기요양 환자를 위한 의료의 질이 떨어져서는 안 된다. 하지만 후생노동성에서 실시한 요양병원 조사를 보면, 만성기 및 종말기 의료를 위한 병상에서 환자의 병중이 안정되고 일정한 의학적 관리가 제공되고 있을 경우, 의사에 의한 직접적인 의료 제공이 필요한 경우가 많지 않다는 결과가 나타났다. 이 자료를 통해 의료 제공 시스템이 잘 정비된 병상은 충

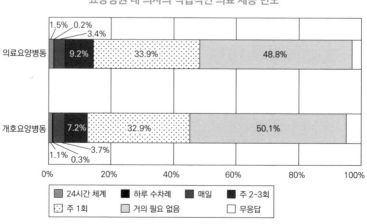

요양병원 내 의사의 직접적인 의료 제공 빈도

출처 만성기 입원의료 실태조사(중앙사회보험의료협의회, 2005년 11월 11일 자료)

분히 유지될 수 있다는 사실을 알 수 있다. 이를 통해 내가 초창기에 느꼈던 것, 즉 안정기 환자 케어에서 간호사가 '키 플레이어(key player)'임을 다시 한번 실감했다.

환자가 적은 시골 병원에서는 아무래도 구조 설비 투자나 충분한 인력 배치, 의사의 상주 등으로 의료시설 체계를 유지하기가 어렵다. 그런 병원에서는 지역의 개업의와 제휴하는 발상을 가지면 된다. 만약 개업의가 요일을 정해 그 병원의 외래 진찰을 담당하게 되면 어떨까? 의사가 부족한 상황이 대폭 완화된다. 게다가 의사 각각의 전문성을 살린 다양한 전문 진료과의 외래를 설치할 수도 있다. 외부 의사가 방문하는 날에는 아웃소싱 비용만으로 외래 환자를 받을 수 있게 되는 것이다.

이는 싱가포르에서 '오픈 시스템'이라고 불리는 의료 시스템에 근접하다. 우리에게는 '병원 의사는 병원에 고용된다'는 관념이 있지만, 싱가포르의 사립병원에서는 그렇지 않다. 긴급사태를 대비하는 의료진을 제외한 각 전문의는 병원이라는 건물 안에 자신의 의원을 '세 들어놓은' 듯한 형태로 진료를 보고 있다. 진료 방침 등은 모두 각각의 의사가 독립적으로 행하고 책임진다. 입원·수술·검사 등에 필요한 설비 및 기구, 직원 등의 의료자원은 병원에서 '빌리는' 형태이지만, 의사들이 병원에서 급여를 받는 건 아니다.

이러한 방식 덕분에 병원에서는 고용 비용을 억제하면서 다양한 전문과를 포괄할 수 있게 되었다. 마치 백화점에 각종 업체가 입점해 있는 것과 같아서 의사들 사이에도 경쟁 원리가 작용한다. 이는 당연히 '환자 제일'을 위하여 의료의 질을 향상하고자 하는 동기부여가 된다.

의사를 아웃소싱하면
윈–윈–윈이 된다

지금까지 설명한 의료 시스템 재편의 개념을 지방 의료의 건실한 운영에 적용하기 위해서는 두 가지 방법이 있다. 첫째는 적자 운영에 빠지기 쉬운 지방 국공립병원의 의사 상근 체계를 재검토하여 의사를 아웃소싱하는 것이고, 둘째는 병원 설비를 지역에서 공유하는 것이다. 상근 의사의 수를 대폭 줄이고, 해당 지역의 개업의가 외래를 담당하면서 정기적으로 병동을 돌거나 필요에 따라 왕진하는 시스템을 만든다. 이를 통해 상근 의사에게 드는 인건비를 대폭 줄일 수 있으며 병원에 의사가 부족한 상황도 상당 부분 개선할 수 있다.

이 구조는 지역 개업의에게도 메리트가 있다. 과도한 부담 없이 간호 체계가 정비된 병상을 가질 수 있는 것이다. 요일을 정해 병원에서 환자를 진료하고, 그 환자가 병원에 입원하면 병동에 방문진료 형태로 들르면 된다. 환자가 퇴원한 후에는 자신의 의원 또는 클리닉에서 진찰하거나 국공립병원의 외래에서 보면 된다. 이렇게 하면 자신의 의원이나 클리닉에 고가의 최신 설비를 보유하지 않더라도 병원의 의료자원을 이용(Share)하여 환자에게 적절한 의료를 제공할 수 있다. 의사는 의료에 집중하고 수익을 향상시키면서 고정비는 낮출 수 있는 것이다. 고가의 최첨단 의료기기나 설비, 병상의 유지는 고정 비용으로 경영을 압박하는데, 그것을 대폭 경감할 수 있게 된다.

의사뿐만 아니라 환자에게도 이점이 있다. 무엇보다 귀중한 의료자원인 병원이 지역에서 사라지지 않고 계속 남아 있게 되기 때문이다. 병원을 방문하면 항시는 아니더라도 적시에 여러 가지 전문 진료를 받을 수 있어서, 증상에 맞춰 주치의가 있는 여러 의원이나 클리닉을 돌아다녀야 하는 수고를 줄일 수 있다. 환자가 여러 의료기관에 걸친 경우, 자신이 받고 있는 각각의 치료나 복용하는 약에 대해 주치의에게 설명하기란 쉬운 일이 아니다. 중복검사와 중복투약은 귀중한 보험 재원을 낭비할 뿐만 아니라, 환자에게 과도한 부담을 주고 건강 면에서도 불이익을 안겨줄 수 있다. 지역마다 의료경로 연계를 위한 정비와 운영 방법이 도모되고 있지만, 이처럼 공유된 의료시설이 경로의 중심에 있으면 연계에도 더욱 긍정적 영향을 미칠 것이다.

앞으로의 의료 분야에는 의료 빅데이터 정비가 중요한 과제가 된다고 한다. 그런데 진료기록의 통합이나 포괄적인 운영을 위해

해결해야 할 과제가 많아 상당한 어려움이 있는 듯하다. 따라서 이제는 세분화·전문화를 통해 개별적으로 문제에 접근하는 시대에서 탈피해, 상호연계에 의해 다양한 요구에 대응하는 시대로의 전환을 준비해야 할 것으로 보인다.

'의사의 아웃소싱'은 병원과 의사, 환자 모두에게 도움이 된다. 비즈니스적으로 말하자면 '윈-윈-윈'의 상황을 만들어낼 수 있다. 물론 때에 따라서는 더욱 높은 수준의 의료 시스템이 정비된 병원에 입원해야 할 수도 있을 것이다. 하지만 도시지역에 있는 설비가 잘 갖춰진 고도의 급성기 병원과의 연계는 한번 익숙해지면 일상적인 업무가 될 수 있다.

이런 계획을 세운 후 인구가 줄어드는 지방에서 '지역 의료 살리기 사업'을 하고 싶다는 나의 열망은 구체화되었다. 사회에 공헌할 수 있으면서도 보람을 느낄 수 있는 일을 찾아낸 후 나는 퇴로를 차단하고자 저출산이 진행된 이와테현으로 이주했다. 그곳에서 새로운 사업 모델을 제안하며 돌아다녔지만, 많은 이들에게 '의사가 없는 병원이란 있을 수 없다', '말만 하지 말고 직접 해서 보여줘라' 하고 일축당하곤 했다. 이는 사람들이 쉽게 상상할 수 있는 방식이 아니었기 때문이다. 물론 각오는 했지만 처음에는 아무도 내 말에 귀 기울여주지 않았다.

지역 의료 살리기라는 과제 해결을 위한 접근법으로 사업을 구상했지만 마음에는 걱정이 가득했다. 생명과학 연구에는 '진리'라는 정답이 존재한다. 하지만 사업에는 정답이 없을 수도 있다. 이 구상은 잘못된 것일까? 처음 이와테현에 발을 디뎠을 때 보았던 먹구름 낀 하늘을 아직도 선명히 기억한다.

처음부터 다시 검토하여
사업 구상을 검증하다

나의 구상이 생각처럼 구체화되지 않아 망설이고 있던 중이었다.

2011년 3월, 동일본대지진이 동북지역을 강타했다. 당시 하나마키시(花巻市, 이와테현 중서부에 있는 도시―옮긴이)의 한 병원에서 내과 운영을 맡고 있던 나는 의사로서 구조 활동에 나서거나 물자를 수송하는 등, 다양한 복구 지원 활동에 참여하는 데 여념이 없었다.

그런 나날을 보내던 중 우연히 지역 주민들과의 식사 자리에 초대받았다. 그 자리를 통해 지역 주민들에게 나에 대해 소개할 수 있었고 상담받는 일도 많아졌다. 그렇게 서서히 서로를 알아가는 사이, 특별양호노인홈 설립이나 병원의 경영 재건에 참여해달라는 제안을 받았다. 경영자 입장에서 그때 의료시설이나 요양시설 운영을 맡았던 건 귀중한 경험이었다.

그 밖에도 여러 가지 제안을 받았는데, 대부분이 '복구 지원'이라는 명목의 보조금이 붙은 일들이었다. 그러나 자치단체로부터 도움을 받아 병원 경영을 재건하게 되면 아무래도 보조금에 의지하게 된다. 순수한 사업으로서 기초가 튼튼한 법인을 세우기에는 어려울 것 같다고 느꼈다. 보조금을 계속 받는다는 보장도 없기에 사업 면에서는 취약해질 수 있다. 기존의 구조로 요양시설을 설립하고 운영하는 일도 마찬가지다. 구조적인 적자체질에서 탈피한 사업 모델로 출발하지 못하면 지역 의료가 붕괴되는 문제를 해결할 수 없을 것이다.

공적 지원에 의지하는 것을 전제로 하게 되면 나 자신도 신속하고 합리적인 경영 방향을 잡고자 하는 의식이 무뎌지지 않을까 하는 우려가 들었다. 결국 누군가에게 사다리를 걸쳐달라고 요청해서 올라가는 방식이 아닌, 내 의지대로 새로운 의료사업을 시작하고 싶다는 마음이 강해졌다. 나는 고향인 나고야에 돌아가기로 했다.

그러던 중, 우연히도 미에현(혼슈에 있는 현으로 나고야에서 가깝다 —옮긴이)에 있는 한 의료법인이 경영 부진에 처했다는 소식을 들었다. 흥미가 생긴 나는 재무조사를 했다. 곧 그 의료법인의 적자 이유를 알게 되었는데, 바로 내가 바꾸고 싶어 했던 병상의 사용법에 원인이 있었다. 실제로 그 병원에 방문해보니 환자들로 가득 찬 병상에는 적절한 의료가 끊임없이 제공되고 있었다. 그 모습은 일견 지역 주민들에게 꼭 필요하며 성공적으로 운영되고 있는 이상적인 병원 자체였다. 충분한 수의 간호사들이 바쁘게 병실을 오가고 있었고, 병원을 경영하는 고령의 의사들도 일 년 내내 쉬지 않고 일했다. 그렇게 바쁘게 돌아가는 현장인데도 무슨 일인지 매년 적자가 겹치면서 경영적으로 몹시 어려운 상황에 처해 있었다. 이는 줄곧 고심해왔던 '의사 아웃소싱'의 도입 효과를 시도해볼 절호의 무대였다. 나는 이 의료법인의 경영을 과감하게 인계받아 줄곧 상상했던 병상 운영 방식을 실현해보기로 했다.

만성기·종말기 케어에 특화하면
의사는 상주할 필요가 없다

내가 경영을 인계받기 전에는 병원에 이사장이 병동의로서 시설에 상주했고, 간호사들도 인력 배치 기준에 따라 상주하고 있었다. 이는 지극히 당연한 시스템이지만 적자인 상황에서는 발상의 전환이 필요했다.

이사장 역할을 이어받은 후, 나는 진료 및 간호케어를 제공하는 입장이 되어 병상을 방문진료하고 회진하는 의사가 되었다. 즉, 미리 세워둔 진료 계획을 바탕으로 병상이라는 환자의 '자택'에 동의를 받아 정기적으로 방문하는 의사 입장에서 진료수가 등을 설정하기로 한 것이다. 마찬가지로 간호사들은 재택간호에 대응하는 체계를 취했다. 의사와 간호사가 같은 장소에 있어서 늘 환자의 병세를 주시하는 형태가 아니라, 의사는 정기적·계획적으로 병원을 방문하여 진료하고, 간호사는 순회하면서 환자 상태를 점검했다. 필요할 때 의사에게 긴급방문을 요청하는 식으로 24시간 재택의료를 지원하는 형태로 변경했다.

이 병상에는 대체로 병세가 안정되어 있지만 일정한 의학적 관리가 필요한 환자들이 입원해 있었다. 암 말기 등 급변할 가능성이 있는 환자도 일부 있었다. 하지만 예측 불가의 상황에서 벗어나, 집중적인 의료 관리가 필요하지 않고 병세가 안정된 만성기 환자들은 의사가 상주하지 않더라도 관찰력과 업무 기술이 높은 간호사들만으로 충분히 돌볼 수 있었다. 지금까지는 의료의 병기 (급성기나 만성기와 같은 질병의 특정별 시기—옮긴이)에 따라 필요로 하는 의료와 인적자원 투입에 어긋남이 있었다고 해도 과언이 아니다. 그로 인해 병상이나 인건비가 수익을 웃도는 상태가 장기간 이어진 것이다.

나는 비교적 상태가 안정된 만성기와 종말기 환자들의 입원치료에 필요한 병상 기능만을 병원에 떼어놓고, 이러한 환자들의 의료만을 특화하는 방향으로 전환했다. 그렇게 하면 병원에서는 기능 유지를 위해 수억 원에 달하는 최첨단 검사기기를 갖출 필요가 없어진다. 만성기·종말기 환자들의 케어에 필요한 설비만 갖추면 되어서 고정비를 대폭 줄일 수 있게 되었다. 마찬가지로 24시간

병상을 관리하기 위해 대학병원에서 파견하던 의사도 요청할 필요가 없어져 시스템 유지를 위한 비용을 줄이는 데 성공했다.

재택형 의료병상으로
2년 만에 흑자 전환하다

이 병원의 재건 사례는 의료 및 요양사업 모델을 실현하는 재택형 의료병상 '이신칸'의 원형이 되었다. 나는 과소지역에 있는 공적의료기관의 붕괴가 지역 의료의 붕괴로 이어지는 상황을 변화시키고 싶었다. 이를 위해 새로운 의료사업을 만들고 싶던 차에 지방 민간의료법인을 소생시키면서 출발하게 된 것이다. 결과적으로 이 의료시설은 병상 부분에서 매년 3천만 엔의 적자였던 경영이, 2년 사이에 3천만 엔의 흑자로 회복되었다.

현재 이신칸에서는 일반적인 유료노인홈처럼 입주자가 비용을 일시에 지급해야 할 필요가 없다. 임대료, 관리비, 식비 등을 합쳐서 월정액 약 82,500엔(2018년 6월 시점)이라는 금액으로 들어갈 수 있다. 덧붙이자면 시설 내 방문간호센터에서는 간호사가, 방문요양센터에서는 요양보호사가 병상을 '방문'하는 형태로 환자를 돌본다. 하지만 개호보험을 재택 서비스로 이용하는 경우 요개호 5등급 수준이면 본인 부담 10%는 36,822엔, 20%는 73,644엔의 추가 월정액을 부담해야 한다.

이신칸은 만성기와 종말기 병상에서 의사를 아웃소싱하기 때문에 병원과 거의 같은 간호 인력 배치가 이루어지는 것이 특징이다. 병동 경험이 풍부한 간호사가 곁에서 케어를 제공하므로 의료 의존도가 높은 환자를 수용할 수 있다. 급성기 치료를 마치고 나서 여전히 요양이 필요한데도 병원에서 퇴원을 재촉받는 이들이나, 의료 의존도가 높아서 특별양호노인홈에서 수용하기 어려운 환자들이 주 대상이다. 병상에 거주할 수 있다는 점과 그 서비스 및 기타 비용까지 생각하면 상당히 저렴하다고 느끼는 환자나 가족이 많다.

이 사례를 통해 나의 아이디어가 실제로도 통용된다는 사실을 확인할 수 있었다. 지금은 주식회사 앰비스를 설립하여 이 '이신칸' 사업을 수도권과 지방의 거점 도시를 중심으로 전개하면서 강화해가고 있다. 덧붙여서 회사명 '앰비스'는 'ambitious vision(큰 뜻이 있는 미래상)'에서 유래하여 이름 붙였다. 기업으로서는 시작 단계에 불과하므로 지역 의료에서의 실적도 이제부터 쌓아나갈 수밖에 없다. 하지만 착실하게 사업 모델을 성장시켜서 중증심신장애아동이나 장애를 가진 이들처럼 만성기, 종말기 구분 없이 '급성기 치료를 마치고도 의료 의존도가 높은 환자'를 대상으로 재택형 의료병상 제공을 충실하게 이행하고 확장해가고 싶다.

의사가 항상 병상에 있으면서 관리해야 한다는 것은 실은 선입

견일 뿐이다. 재택형 의료병상은 인구 감소 사회에 대비하여 의료 전문가들이 각자의 역할을 변화하거나, 기타 전문직들의 '롤시프트(role shift, 역할 전환—옮긴이)'에 의해 부족한 인원을 확보한다는 개념이다. 의사는 의사만 할 수 있는 일을 하고, 간호사는 의사의 지시에 따라 환자의 진료 보조나 의료 대응이 필요한 간호를 중심으로 일한다. 자원을 효과적으로 활용함으로써 환자들의 일상생활을 돕는 등, 생활과 밀접한 지원에는 더욱 광범위한 직종들이 연계하는 것도 필요하다.

모든 사람은 자신의 정든 집에서 마지막 순간을 맞이하기를 원한다. 하지만 그게 가능하지 않은 이들도 있다. 그런 사람들을 위해 고안된 재택형 의료병상은 환자의 요양생활이 이루어지는 병상을 중심으로 다양한 의료 전문직이 연계되는 집합 장소이다. 병상을 지역의 의료자원으로 보고 공유하는 식으로 발상을 전환하면서 이신칸이 탄생하게 되었다.

지역의 의료 전문가들이
한 병상을 공유하다

재택형 의료병상은 과거에 지역진료소에 설치되어 있던 병상처럼 지역밀착형의 요양병상을 지역 의료인들과 분담하는 방식이다.

병원마다 병상수에 걸맞은 의사를 상주시키려면 비용이 초과한다. 간호사를 지속적으로 고용하기도 어렵다. 그렇기에 지역을 포괄하는 공유병상을 통해 외부 의사들에게 필요한 병상 기능을 적시에 제공하자는 것이다. 지금까지의 '당연함'에서 벗어난 발상이므로 여전히 이를 받아들이지 못하는 사람이 많다는 것을 알고 있다. 하지만 병원은 지역에서 안정적으로 존립하며 의료를 제공하고 운영을 계속하지 못하면 결국 살아남지 못한다.

처음부터 지자체 보조금을 예산에 넣지 않는 불리한 조건에서 출발하는 것이 의미가 있다고 생각했기에, 나는 이 사업을 우대 조치가 없는 일반 법인으로 꾸려가기로 마음먹었다. 이 구조는 한층 더 개선될 여지도 있겠지만, 의료비가 국가 재정을 압박하는 심각한 상황을 개선하는 데 기여하는 발상이자 방법임은 틀림없다고 생각한다.

'이신칸 1호관'을 통해 재택형 의료병상이 커다란 가능성과 사회적 가치를 가졌다고 생각하게 된 나는 그 후 아이치현에 있는 아마시라는 지역에서 새로운 이신칸 시설을 설립할 기회를 얻었다. 이른바 '지점'이 늘어난 것이지만, 경영자인 내가 동시에 주치의로서 시설 이용자들을 모두 진료한다는 건 불가능했다. 그래서 아마시의 시설에서는 의사를 완전히 아웃소싱할 수 없을지를 고민했다.

의사의 완전한 아웃소싱도
불가능하지 않다

이신칸 1호관인 '이신칸 나바리'의 설립 당시 나는 이용자들의 주치의로서 진료를 맡고 있었다. 한 번은 저녁 진료를 마치고 오랜만에 친구를 만나러 갔는데, 오사카 시내의 음식점에 들어가 의자에 앉으려던 순간 휴대폰이 울렸다. 간호사로부터 환자의 상태가 좋지 않다는 연락이었고 나는 곧바로 택시를 타고 돌아가야 했다.

설립 당시부터 간호사들은 의사인 나의 말에 귀 기울이고 여러 모로 도와주었다. 그들은 경험이 풍부하고 업무 능력이 높았으며 직접 환자를 보살폈다. 의료 의존도가 높은 환자에 대한 간호케어는 의사의 지시 없이도 빈틈이 없었다. 당시에는 4명의 간호사가 3교대를 겨우겨우 돌리고 있었는데 정말 열심히 해주었기에 감사하는 마음이 컸다. 간호사는 자신의 능력이나 자격의 범위를 잘 터득하고 있어서 의사의 의견을 무시하는 일이 없다. 보통은 '간호사로서 자신이 할 수 있는 일만 한다'고 하는, 좋은 의미에서 안전에 관한 철저한 프로 의식을 가지고 있었다.

모두가 현장에 익숙해졌을 무렵, 나는 문득 '외부 의사와의 제휴를 통해 완전히 아웃소싱을 하게 되어도, 높은 간호의 질만 유지하면 시설은 잘 돌아가지 않을까?'라고 생각하게 되었다. 물론 이는 확정 진단이 난 후 요양 간호케어나 급변 시의 조치 등에 관한 의사지시서가 있을 때의 이야기다. 간호케어가 포함된 의료를 제공하는 시설에서는 의사가 조직의 최고 지위에 있거나, 포괄적으로 연계하는 의사가 있는 것이 상식처럼 여겨지고 있다. 다시 말해서 상근의가 반드시 한 명은 있다는 것을 의미한다. 하지만 이신칸 모델에서는 그럴 필요가 없지 않을까 하고 생각했다.

'시설을 맡을 상근 의사가 반드시 필요하다'는 관념에 얽매이게 되면, 의사가 있어서 안심이 되는 점도 있겠지만 반대로 여러 가지 불편함도 생긴다. 시설에서 수용하고 있는 환자마다 대응해야 할 전문 의료는 매우 다양하다. 의사를 한 명으로 제한해버리면 제공할 수 있는 전문성에 한계가 생길 수 있다. 증상이 비교적 안정된 환자를 대상으로 한다고 해도, 상태가 급변할 때 언제 어떤 분야의 의사가 달려가야 하는지 알 수 없다.

또한 나도 경험한 바 있지만, 금방이라도 목숨이 다할 것 같은 환자를 담당하고 맞이하는 주말에는 언제 호출 전화가 울릴지 알 수 없어서 마음이 놓이지 않고 내내 무겁다. 의사에게도 부담이 될 수밖에 없는 것이다. 이는 지역포괄케어시스템을 위해 꼭 필요한 지역 주치의들이 안고 있는 과제이기도 하다. 그들 대부분이 1인 개업의다 보니 24시간 내내 구속되는 것에 정신적 부담을 가지고 있다는 점은 앞 장에서도 언급했다. 전국적으로는 주치의 및 부주치의 제도 등을 연구하여 과제를 해결하고자 하는 움직임도 있으나, 차트의 공유 방법이나 진료수가 분할을 어떻게 할 것인지 등 제도적으로 해결해야 할 과제가 남았다.

나는 의사의 역할을 100% 외부 의사에게 맡기면 어떨지를 고민했다. 그래서 2호관인 '이신칸 아마시'에서는 예전부터 알고 지내던 의사의 협력으로 외부 의사에게 재택의사의 역할을 이양해 갔다. 실제로 해보니 의료 전문직들이므로 신뢰 관계만 쌓을 수 있으면 비교적 쉽게 재택형 의료병상의 역할을 이해해준다는 것을 알게 되었다. 외부 의사는 처음에는 당연히 병원이 아니며 요양시설도 아닌, 낯선 장소에 들어가는 것에 신중할 수밖에 없지만, 간호 체계가 잘 잡혀 있다는 사실을 알면 안심하고 협력해준다는 것도 알게 되었다. 외부 의사에게는 여력이 있다면 수입을 올릴 기회도 되므로 제안을 하는 것에 부정적인 감정을 가지진 않을 것이다. 문제는 이렇게 담당한 환자에게 의사가 마땅히 지녀야 할 책임감을 가지고 임해줄 수 있는가였다.

따라서 우리는 서로 수습기간과 같은 기회를 거치며 재택형 의료병상의 간호 체계를 이해하고자 했다. 통상적으로 간호사들은 병상을 순회하면서 정기적으로 환자 상태를 점검한다. 또한 의사 지시서에 따라 필요에 맞춰서 자율적으로 환자를 케어한다. 그 간호의 질은 병상에서의 간호와 동등할 정도로 뛰어났고, 무슨 일이 있으면 곧바로 외부에 있는 의사에게 연락을 해주었다.

이신칸에는 병동 경험이 풍부한 간호사가 많았다. 의사를 부를지, 환자의 가족을 부를지, 또는 다른 적절할 조치를 할 것인지에 대한 간호사들의 판단은 적절하며 믿을 수 있었다. 시설 내에 상주 의사가 없으므로 그들은 더욱 긴장하면서 신중하고 적절하게 움직였다. 이와 같은 상시대기 체계가 확실하다는 것을 목격하고 피부로 이해하면서, 예측불허 시에 제대로 돌보지 못해 주치의로서의 책임을 다하지 못할 수도 있다는 우려를 불식할 수 있었다.

이렇게 해서 나는 시설의 간호 체계를 빈틈없이 한다면 특정 의사와 포괄적인 제휴를 맺지 않아도, 외부 의사와의 연계를 통해 주치의 역할을 맡길 수 있다고 확신했다. 그 결과 이신칸은 간호사들이 환자에게 밀접한 케어를 행함과 동시에 지역 의사들로 인해 운영될 수 있게 되었다.

2호관은 이렇게 지역의 의료자원과 연계하면서 성공적으로 궤도에 오를 수 있었다. 외부적 협력에 의존하는 의사와 이신칸 사이에는 자본 관계라든지 대학까지 거슬러 올라가는 인맥 관계, 의료법인그룹 내에서의 상하 관계와 같은 '굴레'가 전혀 없다. 지역 의사를 아군으로 삼아, 지역에 더욱 밀접한 형태로 내가 생각하는 병상을 제공할 수 있게 된 것이다.

가치 있는 의료를 제공하는
이신칸 시스템

지금까지 큰 틀에서 비즈니스 모델에 중점을 두고 설명했으니, 조금 눈높이를 낮춰서 이신칸 시스템을 소개하고자 한다.

먼저, 이신칸 이용자는 방문간호의 구조를 이용하면서도 병상 수준의 간호케어를 받을 수 있다는 장점이 있다. 인공호흡기를 달고 있거나 기관절개 또는 경관영양을 하는 등 의료 의존도가 높은 환자들이 받아야 하는 재택의료에는 끝이 없다. 그래서 가족들이 교대하면서 계속 환자 곁에 붙어 있는 경우도 드물지 않다. 야간에는 특히 더 걱정된다. 제2장에서 언급했듯이 독거인이나 노노케어, 인인케어 등의 경우 돌봄 능력에 한계가 생겨서 결국 집에서의 요양생활이 어려운 경우가 적지 않다. 그런 점에서 이신칸 모델은 병상시설에 모인 환자 침대에 간호사가 방문하는 구조이므로 병동과 거의 다를 바 없는 간호 체계를 확보할 수 있다.

일반적으로 방문간호를 할 때 간호사는 환자들의 병상을 다니면서 바이털사인(체온, 혈압, 맥박 등)을 측정하고 케어를 한다. 만약 환자가 인공호흡기를 하고 있어서 전신 상태를 더 자세히 관찰해야 할 때는 시간마다 상태를 보러 가듯이, 이신칸 모델에서는 자택 방문간호로는 어려운 '방문'도 가능하다. 예정된 방문 사이에 시간을 내서 옆방 환자의 상태도 보러 갈 수 있으며, 각 환자의 상태에 맞춰서 야간방문의 노선을 계획할 수도 있다. 또한 방문간호 일정에 얽매이지 않는 간호사가 상주하며 보호요원처럼 시설을 돌고 있어서 상태 이상의 조짐이 보이면 즉시 알아차리고 조치할 수 있다. 자택에서 가족이 이상을 알아차리고 주치의나 간호사에게 연락할 때보다 훨씬 신속하게 전신 관리를 할 수 있고 필요한 직원들도 신속하게 시설에 모인다.

재택의료에서 급변 시의 조치는 어려운 문제다. '연명을 원하지 않는다' 또는 '마지막 순간은 집에서 보내겠다'고 하는 환자 당사자의 의견과 상관없이, 긴급 상황에 직면한 가족들은 다급해져서 구급차를 부르게 된다. 그런 상황에서 이루어지는 '응급구명'이라는 이름의 연명 조치는 본인의 희망과 동떨어진 경우도 적지 않다.

이신칸에서 제공하는 간호사 인력은 일반 병상으로 치면 10대 1에서 13대1 사이에 해당할 정도다. 일반적인 진료소 병상보다 그 수가 확실히 많으며, 경우에 따라서는 지역의 거점 병원에 필적한 다고 해도 과언이 아니다. 간호사뿐만 아니라 요양보호사를 포함한 돌봄 직원들이 상주하며 유기적으로 연계하면서 간호 체계 이상의 케어를 실현하고 있다.

일반적인 병동과 마찬가지로 이는 당연히 365일 24시간 시스템이다. 가족 중 누군가가 말기 암이거나 인공호흡기를 달고 집에 있는 경우, 다른 가족들에게 가장 불안한 건 상태 이상을 알아차리지 못해 환자가 그대로 사망해버리는 사태일 것이다. 이는 가족의 마음에 커다란 후회로 남게 되지만 온종일 신경을 곤두세우고 있는 것에도 한계가 있다. 이를 간호사라는 전문가에게 맡기게 되면 신속한 조치가 가능해진다. 만약 임종의 순간이 왔다고 하더라도 달려온 가족들은 마지막까지 할 수 있는 일을 '충분히 해줄 수 있었다'는 마음을 안고 환자를 떠나보낼 수 있을 거라고 생각한다. 이신칸에서는 환자나 가족에게 그런 감사를 받을 정도로 생명 관리 문제에 대응할 수 있는 간호케어 체계를 제공하고자 노력하고 있다.

의학은 눈부신 발전을 거듭하고 있다. 그러나 '더는 회복될 전망이 없다', '(환자가 고령이라는 등의 이유로) 이 이상 가능한 치료가 없다', '환자 자신이나 가족이 더 이상 치료를 원하지 않는다'라고 생각되는 시점을 맞이하는 순간, 최첨단의 집중적인 치료가 무력해진다. 이후의 요양생활을 보내는 환자에게는 치료에 특화된 병원이 최적의 장소가 아닐 수도 있는 것이다.

많은 사람들이 '마지막 순간은 집에서 맞이하고 싶다'고 생각한다. 편안한 집이야말로 누구나 원하는 이상적인 요양 장소다. 하지만 이것이 불가능하다면, 의료가 필요한 요양생활은 도대체 어디에서 할 수 있을까? 의식주가 가능하면서 마음 편하게 그리고 자신답게 살 수 있는 가정적인 안락함이 있는 장소가 필요하다.

이신칸은 환자 본인이나 가족의 그런 절박한 요구에 부합하는 해결책을 제공하는 데 성공했다고 본다. 하지만 단순히 이신칸이라는 시설이 존재하는 것만으로는 아무런 의미가 없다. 이신칸은 그 지역의 의료기관이나 의사, 치과의사, 약사, 물리치료사 등 여러 직종의 의료종사자들과 늘 밀접하게 연계하고 있기에, 바꿔 말해서 지역에 비축해둔 의료자원을 적시 적소에 공유하고 있기에 환자의 요양생활이 가능한 것이다. 나는 이러한 시스템을 지역 곳곳에 구축하여 환자 개개인에게 가치 있는 의료를 제공하는 데 도움이 되고 싶었다.

지역 내
이신칸 네트워크

지방에는 인공호흡기를 장착한 환자를 수용할 수 있는 병원이 근처에 한 곳도 없는 지역이 드물지 않다. 인공호흡기는 환자 상태가 급변할 때 생명을 구하기 위한 장치로, 기관에 삽입하여 인공적인 호흡을 시켜주는 역할을 한다. 운 좋게 구명에 성공해서 환자가 그 기능을 회복하면 인공호흡기는 뗄 수 있다. 하지만 회복하지 못하는 경우에는 장착한 채로 지내야 한다. 인공호흡기를 떼면 환자가 그대로 숨을 거두게 되는 상황일 때, 의료제공자 측은 법률상 인공호흡기를 제거할 수 없다. 즉, 인공호흡기를 장착한 환자의 의식이 회복하지 않으면 임의로 장치를 뗄 수 없는 것이다.

그러나 이런 환자들이 장기간 입원할 수 있는 장소가 거의 없는 게 문제다. 앞서 언급한 것처럼 국가에서 가리키는 '이따금 병원, 주로 자택'이라는 기조에 따라 병원은 대부분 '치료'의 장소이지, '요양생활'의 장소로는 걸맞지 않다고 여겨진다. 병원에서 제공하는 치료가 필요하지 않는 환자의 장기입원은 병원에도 경영적인 부담이 되는 것이 사실이다. 또한 말기 암 환자나 인공호흡기를 장착하고 있는 환자에게는 고도의 간호케어나 완화케어가 필요하므로, 설비나 인원이 상당한 수준의 병동이 아니라면 설비상의 제약으로 도움을 줄 것이 없기도 하다.

덧붙이자면, 장기입원이 가능한 요양병상이 부족하여 만성기나 종말기에 나타나는 특징적인 증상들을 조치할 병원이 부족한 지역들도 있다. 의료자원이 한정된 지방 도시가 특히 그렇다. 의료 의존도가 높은 만성기 환자들에게는 병상이 보급되지 않고 있는 것이다. 병상수 축소 방침에 따라 그런 환자들이 갈 곳이 점차 사라지고 있다.

이처럼 '받아줄 시설을 찾을 수 없는 환자들'의 실상은 지역에 따라서도 경향이 다르게 나타난다. 우리는 도호쿠 지방의 거점으로서 모리오카시(도호쿠 지방 이와테현 중부에 있는 도시—옮긴이)에 이신칸을 설립했다. 그런데 동일본대지진 후 의료자원이 고갈되면서 쓰나미의 막대한 피해를 입은 오후나토시나 이시노마키시 등의 연안 지역, 그리고 저출산이 진행되는 모리오카시 북쪽 등에서도 만성기 의료를 필요로 하는 사람들을 널리 소개받고 있다.

하지만 이곳 도호쿠 지방만의 '과제'도 있다. 도호쿠 지방 사람들은 참을성이 아주 많으며 도움이 필요한 상황에서도 스스로 해결하려는 기질이 강하다. 동일본대지진 때도 이런 도호쿠 사람들의 기질이 주목받았지만, 이 때문에 도움이 꼭 필요한 사람들이 눈에 띄지 않는 문제가 생겼다. 실제로 쓰나미 피해로 인해 혼자 재해복구 공영주택에 살던 사람이 병에 걸려 병원에서 치료받았는데, 이후에 장기간 이어질 요양생활을 할 수 있는 장소나 시스템이 확보되지 않은 채로 퇴원한 후 행방이 묘연해진 사례가 있다.

이처럼 치료 이후에 갈 곳이 없어서 집에 돌아가는 것 외에는 다른 선택지가 없는 사람들이 많다. 재택의료에서 중요한 역할을 하는 방문간호센터는 대부분 간호사 부족에 시달린다. 병원의 인력 부족 문제도 매우 심각하다. 재택의사의 수도 한정되어 있다. 병원, 의사, 간호사, 그 외의 직원 모두가 이재민이기 때문이다. 급성기 치료를 마치고 요양생활을 할 수 있는 의료자원이 부족한 상황에서, 어려운 상황에 처한 사람들이 어디론가 사라지고 있다. 퇴원 후 임시주택에 돌아간 후를 알 수가 없는 것이다. 돌아갈 집을 잃은 후 현재 지내고 있는 공영주택에서 병원에는 다니고 있는지 여부도 알 수 없다. 보이지 않으면 손을 내밀기도 어렵다. 이것이 현재 도호쿠 지방의 의료 과소지역에서 일어나고 있는 현상이다.

한편 수도권에서는 급성기 병원에서 퇴원을 권유받은 말기 암 환자나 인공호흡기를 장착한 환자들이 이신칸에 입주 상담을 해오는 경향이 많다. 이신칸에서는 이런 환자들을 적극적으로 받아들여서 지역 의료를 돕고자 하는데, 실제로 입주하는 환자들을 지역별로 살펴보면 어느 지역에 어떤 의료적 과제가 있는지 알 수 있다. 이신칸에서는 지역 상황에 맞는 설비와 대응을 갖추고 있는데 이 사실이 차츰 알려지면서 지역의 거점 병원이나 진료소, 케어매니저로부터 입주 상담을 받는 기회가 늘게 되었다.

고립된 환자를 맞이하는 '집'

병원 치료를 마치고 퇴원했지만 의료 의존도가 높아 재택의료가 어려운 환자들을 수용하는 시스템이 이신칸을 설립한 지역마다 정착해가고 있다. 그래서 이번에는 환자의 거주지를 정리해보았더니, 필요한 의료를 받지 못해 곤란해하는 환자들의 심각한 양상이 좀 더 다른 각도에서 구체적으로 보이기 시작했다.

2016년 4월 이와테현 모리오카시에 개설한 세 번째 이신칸이 당시에 받아들였던 환자들의 데이터를 보면, 이신칸 소재지로부터 100km나 떨어진 오후나토시, 이치노세키시, 기타카미시, 도노시, 게센누마시, 이와이즈미정 등의 곳곳에서 어려움을 겪고 있는 이들을 소개받았다. 2018년에 개설한 '이신칸 요코하마 츠즈키 지점' 등 수도권에 있는 시설에는 500병상에서 1,000병상이 넘는 급성기 병원들의 지역연계실에서 환자 입주를 문의해오고 있다.

첫 개원이었던 가나가와현에서는 처음부터 이런 큰 병원들로부터 문의를 받지 못했다. 이는 간호사 자격을 갖춘 직원이 각 병원의 지역연계실을 방문하여 재택형 의료병상의 취지와 역할을 소개하며 조금씩 이해와 신뢰를 얻은 결과이다. 처음에는 "노인홈에 소개할 환자는 없다"는 냉정한 말을 듣기도 했지만, 서서히 우리가 제공하는 서비스를 알아보고 평가하면서 큰 병원들과 닿을 수 있었다.

이신칸의 이념과 실천 체계는 의료계와의 유대를 차근차근 쌓고 있으며, 지역포괄케어에서의 의료시설 연계 체계 속에서도 필요한 존재로 성장하고 있음을 알 수 있다. 그리고 이신칸이 순조롭게 성장하고 있다는 것은, 그만큼 현재의 의료 제공 시스템이 전부 담아내지 못하여 곤란한 상황에 처한 환자들이 많다는 뜻이기도 하다. 이는 우리로서도 마냥 기뻐할 수 있는 상황은 아니며 오히려 긴장되는 느낌마저 든다.

많은 환자들이 특별양호노인홈이나 유료노인홈 등의 요양시설에 수용되기 어려운 현실은 앞서 언급했다. 물론 환자와 그 가족들은 방문의료 및 방문간호를 통해 재택요양을 할 수도 있지만 아무래도 한계가 있는 것이 사실이다. 무엇보다 재택요양에서 없어

이신칸 모리오카 지점에 입소한 환자 데이터

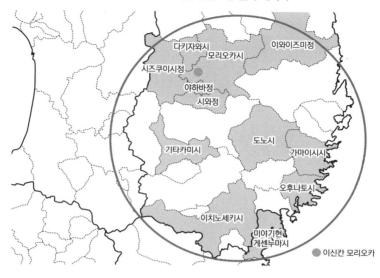

지역	모리오카와의 거리(km)	환자(명)
모리오카시	–	30
다키자와시	10	8
야하바정	11	1
시즈쿠이시정	15	1
시와정	22	3
기타카미시	50	2
도노시	80	1
이와이즈미정	84	1
이치노세키시	93	1
가마이시시	119	1
오후나토시	111	5
미야기현 게센누마시	123	1

서는 안 될 가족들의 돌봄 능력이 한계에 부딪히는 것이, 집에서의 요양생활을 포기할 수밖에 없는 가장 큰 이유인 것이다.

방문간호센터의 방문간호사들이 우리에게 병세가 악화하거나 가족의 부담 등으로 재택요양이 어려워진 담당 환자를 소개해주기도 하는데, 이는 매우 기쁜 일이다. 의료와 돌봄을 지원하면서도 동시에 환자 개개인의 삶의 방식을 존엄하게 여기고 진심으로 돕고자 하는 이들이 방문간호사들이다. 그들이 오랫동안 담당해온 환자를 소개해준다는 것은 상당한 신뢰 없이는 어려운 일이다. 환자의 가치관을 이해하고, 가능하면 '주거'에 가까운 따뜻한 환경 속에서 최대한 받을 수 있는 간호케어가 무엇일지 고려해서 이신칸을 선택해준 것이다.

이러한 의료 인프라로서의 이신칸은—약간의 자랑도 넣어서 말한다면—지금까지 설명한 것과 같은 '미해결 의료과제'에 해결 방안을 제공하는 지역 의료 제공 시스템에 공헌하고 있다. 그런 의미에서도 이신칸은 앞으로 더욱 확대되어야 한다고 생각한다.

다시 일하고 싶은 간호사에게
맞춤형 직장을 제공하다

이신칸은 지역 의사들에게 긍정적인 모델이라고 말했지만, 실은 간호사들에게도 도움이 된다. 일본의 의료 현장에는 의사와 마찬가지로 간호사 수도 부족하다. 그러나 이는 간호사 자격을 가진 사람의 절대 수가 부족하다는 의미는 아니다. 간호사 한 명 한 명이 원하는 조건에 맞는 직장이 적은 것이 큰 원인인 것이다. 간호사들의 업무 환경은 육체적·정신적으로 무척이나 힘든 데다가 임기응변이 필요한 상황이 너무도 많기 때문이다.

일단 간호사는 여성이 많은 편인데, 결혼―출산―육아 등을 거친 뒤 현장에 복귀하고 싶어도 받아주는 직장이 많지 않다. 사람들의 생명과 건강에 도움이 되고 싶다는 숭고한 열정이 있어도 20대 후반을 지나 30대, 40대로 갈수록 계속해서 간호사 일을 할 수 있을지 고민하게 된다. 특히 가정이 있고 아이도 있는 상황에선 업무 외 시간이 부족한 현실이 무겁게 덮쳐온다.

이런 상황에서 '잠재간호사'의 존재가 떠오른다. 잠재간호사란 간호사 면허를 지녔지만 간호사로 일하지 않는 이들을 뜻하는데, 그 수가 매우 많다는 사실이 주목받고 있다. 일본 정부의 조사에 의하면 2011년 취업한 간호사 수는 약 150만 명으로, 이직 등에 의한 감소가 약 2.4만 명 발생하여 잠재간호사는 모두 72만 명에 달한다는 추산이다.

사회보장 및 세금 일체 개혁에 의한 간호직원의 필요 수가 2025년에는 약 200만 명이라고 한다. 따라서 의료 및 돌봄의 서비스 질 향상을 목표로 하는 인적자원 증강은 중요한 과제로 여겨진다. 앞으로 저출산이 심화될 것을 생각하면 신규 자격 취득자가 점점 늘어갈 거라고 기대할 수도 없다. 현역 간호사의 절반에 해당하

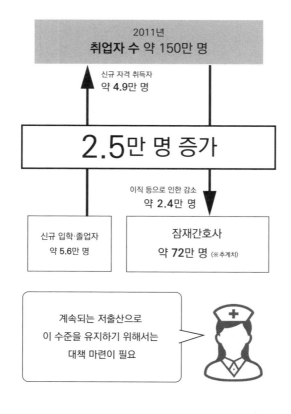

2011년
취업자 수 약 150만 명

신규 자격 취득자
약 **4.9만** 명

2.5만 명 증가

이직 등으로 인한 감소
약 **2.4만** 명

신규 입학·졸업자
약 **5.6만** 명

잠재간호사
약 **72만** 명 (※추계치)

계속되는 저출산으로
이 수준을 유지하기 위해서는
대책 마련이 필요

는 수가 잠재간호사인 현 상황은 원인이 무엇이든 간에 안타까운 일이다. 이런 상황을 해결하기 위해서는 '일하고 싶어도 일할 수 없는' 사람들이 다시 일할 수 있는 직장 환경을 정비해야 한다.

출산 등으로 공백기를 거친 후 간호사로 다시 의료 현장에 복귀하고 싶지만, 야간교대근무로 토요일에도 일해야 한다면 아무래도 망설여진다. 특히 급성기 병원에서는 응급실도 운영하고 있어서 밤낮을 가리지 않고 일해야 한다. 보통 40대가 지나면 체력적으로 무리해서 일하는 것도 힘들어지고, 자신의 일상을 어느 정도 보장받으면서 간호사 일을 병행하고 싶은 사람이 많을 것이다.

그렇다면 이런 사람들이 상대적으로 시간을 조율하기 쉬운 요양시설이나 방문간호센터, 진료소 등에 재취업하면 만족할 수 있을까? 꼭 그렇지만도 않다. 물론 그중에는 만족하고 다닐 사람도 있을 테지만, 내가 많은 간호사들과 이야기하면서 느낀 점이 있었다. 간호사로 직장에 복귀하고 싶은 이들은 자신만의 뚜렷한 직업관을 가지고 있었으며, 지금껏 쌓은 기술과 가치관을 통해 더 나은 의료를 제공하고 싶어 한다는 점이었다. 나는 향상심과 사명감이 높은 훌륭한 간호사가 많다는 사실에 놀랐다.

병원에서 근무하는 의료진들에게 환자 중 누군가가 사망하는 일은 결코 드물지 않다. 그럼에도 본인이 담당한 환자가 사망할 때마다 '내가 환자를 제대로 대했을까?', '더 나은 도움을 줄 수는 없었을까?', '무언가 더 해줄 일이 남아 있지는 않을까?', '더 좋은 방법이 있지는 않았을까?' 하고 생각하게 된다. 아니, 사실은 그런 생각을 하고 싶다. 하지만 급성기 병원처럼 너무도 바쁜 병원 현장에서는 무언가 돌아볼 시간이 없고 체력적으로도 어렵다. 그래서 환자나 입주자의 임종에 더 도움을 줄 수 있는 직장을 구하기 위해 완화케어시설이나 이신칸과 같은 시설에 지원하는 간호사들이 있는 것이다.

재택의료를 위한 방문간호 일을 배우고 싶고 좀 더 가까이에서 환자를 대하고 싶지만 의료의 최신 동향에서 너무 멀어지는 것은 원치 않는다면, 그리고 경력과 실무 능력을 유지하면서도 무리하며 일하고 싶지는 않다면 이신칸은 실로 적합한 직장이다. 이신칸에서는 응급의료처럼 언제 끝날지 모르는 잔업이 불시에 발생하는 일이 없기 때문이다. 체계적인 간호 시스템을 통해 일하므로 고군분투를 해야 할 만큼 극심한 분주함이나 긴장도 없다.

그렇다고 해서 아무 생각 없이 맹목적으로 환자를 보고 다닌다는 의미는 아니다. 의사는 정기적으로 방문하지만 시설에 상주하지 않은 채 외부에서 대기하는 시스템이므로, 환자에게 어떤 상황이 발생했을 때 간호사로서의 판단력이 필요한 경우가 적지 않다. 환자를 관찰하고 그들과 교류하면서 알게 된 것을 다음번 논의나 케어에 어떻게 활용할지, 상태 변화의 조짐을 보일 때 의사 없이 대처할 수 있을지, 아니면 의사에게 연락해야 할지, 또는 가족에게도 연락해야 할지 등등…. 그런 면에서 항상 적극적인 마음으로 업무에 임할 필요가 있다. 이신칸의 주전선수는 누가 뭐래도 간호사다. 당연히 본인의 경험과 능력, 판단력을 시험받는 상황이 많이 발생한다. 간호사에게 이신칸은 어떤 면에선 병원보다 힘든 현장일 수 있다.

간호사의 관찰력은 상당히 믿을 만한 것으로 재택간호, 방문간호와 같은 형태로 환자를 대할 때 필수 요건이 된다. 간호사가 리더십을 가지고 능동적으로 환자와 관계되어가는 모습은 일본의 인구 구조 변화를 고려했을 때 반드시 요구되는 자질 중 하나라고 해도 과언이 아니다. 또한 이신칸에서 간호사와 함께 일하는 의사는 기본적으로 외부인이므로 서로 간의 암묵적 양해 등은 허용되지 않는다. 동료가 아닌 외부의 객관적인 입장을 가진 의사로부터 평가받는다는 긴장감도 있어서, 병원 내 의사와 계속 일해온 간호사에게는 그것이 새로우면서도 긴장되는 자극이 된다.

열정적인 간호사들은 대체로 이신칸 현장을 '힘들지만 보람 있다'고 여긴다는 말을 종종 전해 듣는다. 간호사들 사이에도 입소문이 퍼져서 최근에는 우리가 필요로 하는 인재상을 가진 간호사들이 적극적으로 지원해오기도 한다. 실제로 요코하마 등의 도시 근교에 위치한 이신칸에는 대학을 졸업하고 높은 수준의 의료지식을 갖춘 간호사, 국내외 일류 병원에서 경력을 쌓은 간호사, 시내의 대규모 급성기 병원에서 근무했던 간호사 등, 국내 최상급 인재들이 모여들었다. 대학병원 간호사가 직장을 떠난 후 다시 일할 장소로 이신칸을 선택하는 경우도 늘고 있다. 반면, '만성기·종말기 의료가 중심이니까 느긋한 요양시설이겠지'라는 심산으로 지원하는 간호사들에게는 안타깝게도 이신칸이 맞지 않아 오래가지 못하는 경우가 많다.

간호사는 책임감을 가지고 바쁘게 일하는 직업이다 보니, 생의 주기에 맞춰 보람 있게 일할 수 있는 선택지가 극히 제한적이었다. 하지만 이신칸이 생기면서 '시간적·체력적으로 조율할 수 있는 곳에서 일하고 싶지만 그런 직장이 없다'는 이유로 묻혀버렸던 우수한 간호사들을 현장에 불러올 수 있었다. 인재자원의 활용 측면에서도 일할 의욕이 있는 사람들이 활약할 데가 마땅치 않아 일하지 못하는 것만큼 안타까운 일이 없다. 그런 면에서 이신칸은 간호사들의 구직 요구와 의료시설의 구인 요구 간의 불합치한 상황을 줄였으며, 이는 간호사들에게도 긍정적인 영향을 주었다고 생각한다.

방문간호 방식의 일을 선택하는 간호사들

병원에서 오래 근무하며 경험을 쌓은 후, 재택의료와 관련된 방문간호사가 되기 위해 이신칸에 들어온 한 간호사의 사례를 이야기해보겠다.

그 간호사는 이신칸에 오기 전, 타 병원 병동에서 근무했다. 그러다 부서 이동으로 방문진료간호사가 되었다. 간호사로서 풍부한 경험을 가지고 있었음에도 불구하고, 재택의료를 접하는 매일이 새로웠고 놀라움의 연속이었다고 한다. 동행하는 베테랑 방문간호사의 예리한 관찰력과 세심한 케어, 가족을 배려하는 마음이 놀라웠고, 환자 한 사람 한 사람의 일상생활을 위하여 의사나 간호사, 요양보호사 등 여러 직종의 의료종사자가 하나 되어 문제를 해결해나가는 모습이 인상 깊었다. 환자를 둘러싼 환경의 변화나 일상 중 일어나는 작은 변화도 날마다 담당 의사에게 보고되었다. 이는 그 간호사가 알고 있던 병원에서의 간호와는 전혀 다른 모습이었다. 병원에서는 아무래도 이렇게까지 밀접하게 환자나 그 가족에게 다가갈 시간적 여유가 없다. 개별적으로 대응할 수 없는 것도 병원의 관리운영상 책임이 있기 때문이다.

다시 병동으로 복귀한 그 간호사는 자신이 방문간호 중에 만난 환자가 병동에 입원한 것을 알게 되어 찾아갔다. 그곳에서 본 환자는 자택에서 봤던 모습과 달랐다. 편안하던 표정은 온데간데없고, 완연히 '병자'가 되어버린 모습이었다. 그 일로 인해 역시 집이 제일이라는 생각을 마음 깊이 하게 되었다고 한다. 하지만 환자를 집에서 돌보는 가족들의 어려움도 충분히 이해할 수 있었다. 24시간 케어는 가족에게 큰 부담이었고, 그들의 스트레스나 슬픔도 곁에서 느껴왔던 것이다.

시간이 흘러 이신칸의 취지를 알았을 때 그 간호사는 '이거야!'라고 생각했다고 한다. 일반적으로 병원 의료진들은 근거에 기인한 치료를 제공한다. 지금까지 쌓아온 지식이나 경험을 바탕으로 환자에게 가장 적합해 보이는 치료법을 제공하는 것을 사명으로 여기는 것이다. 그 자체는 잘못되지 않았다. 다만, 재택의료를 제공할 때 의료진이 적합하다고 생각하는 치료법이 만약 환자나 가족이 원하는 방식이 아니거나 성가시게 여겨질 때는 그들과의 관계가 악화되는 일이 생긴다. 재택의료 현장에서 일할 때는 환자가 살아온 과거나 환경, 가치관 등을 염두에 두었을 때에야 보이는 것들이 있다. 여러 의료진이 환자 가족과 의견을 교환하며 케어에 임함으로써 다양한 각도에서 환자가 바라는 의료에 가까워질 수 있게 되는 것이다. 그건 단순한 감정 이입과는 다르다.

이 이야기를 들려준 간호사는 모리오카시에 있는 이신칸에 취업한 후, 전국 각지의 이신칸을 돌며 대활약했다. 앞으로의 재택의료에서 불가결한 존재가 바로 깊은 배려와 뜻을 가지고 환자를 대하는 간호사들임을 나날이 실감하고 있다.

그 외에 뜻밖의
긍정적인 에피소드

또 한 가지, 뜻밖의 긍정적인 측면도 있었다. 그것은 이신칸이 설립된 땅의 소유주에 관한 것이다.

이신칸을 설립할 때 병원이나 요양시설의 건물을 매수할 수도 있지만, 지역의 토지 소유주에게 유휴지를 구입하거나 빌려서 사용하는 방법도 있다. 그러나 이신칸 모델은 만성기나 종말기 환자를 적극적으로 받아들이는 방침으로 인해, 처음에는 "임종을 맞이하는 아파트 아닌가?", "구급차나 영구차가 들락거리는 거 아닌가?" 하는 오해와 편견의 말을 듣곤 했다. 실제로 토지 주인들 중에는 그런 생각을 흘리면서, 자기 땅에 그런 시설을 세울 순 없다며 노골적인 불신감을 보이는 이들도 있었다.

하지만 지금까지 설명한 바와 같이, 이신칸의 목적은 단순히 종말기 환자의 임종을 지켜보기 위한 장소를 제공하는 것이 아니다. 그 지역에서 갈 곳을 잃은 곤란한 이들을 받아들이는 것이 첫 번째 의의다. 사실 현재 단계에서는 이신칸 모델의 주 대상이 만성기 및 종말기 환자들이지만, 가까운 미래에는 어린이나 장애인 중에서 의료 의존도가 높은 환자도 수용할 수 있도록 성장해갈 것이다. 즉, 이신칸이 들어서는 장소는 지역에 주요 의료기반을 제공하는 곳이 되어 '사회공헌'이라는 의미 있는 토지 활용이 가능하다.

미에현 아마시에 설립한 이신칸 2호관은 토지를 임차하여 열게 되었는데, 이신칸이 들어선다는 소문이 퍼지자 토지 소유주가 지역 주민들에게 많은 감사 인사를 들었다고 한다. 그는 지역 사람들에게 도움이 되는 사업에 협력할 수 있어서 자랑스럽다고도 말했으며, 오픈 행사 때는 소유주 자신이 기쁜 듯이 손님들을 데려와 시설을 안내하기도 했다. 위기 상황에 처한 지역 의료를 돕는 일의 의미를 이해해준 덕분으로, 그렇게까지 기뻐해주는 것은 우리에게도 뜻밖의 좋은 일이었다. 의료시설이 그 지역 사람들에게 사랑받는다는 것은 서로의 신뢰를 키워가는 데도 매우 긍정적인 영향을 준다고 생각한다.

　한 신규 설립 장소에서도 그 지역의 명사인 토지 소유주가 "이신관을 설립하는 것이 자랑스럽다"고 말해주었다. 소유주가 직접 우리의 사업과 이신칸에 대해 꼼꼼히 조사한 결과, 이신칸이 가까운 미래에 아주 중요한 사회자원이 될 것으로 확신했다고 한다. 그런 시설을 현지에 설립하는 데 일조하게 되어 기쁘다고 여겨주는 것은 우리에게도 더할 나위 없이 감사한 일이었다.

지금까지 지역에서의 사회적 사명을 완수하는 일의 중요성에 대해 언급했다. 현장에서 일하는 간호사와 요양보호사들이 이신칸 모델의 사명에 대해 품고 있는 뜻과 생각이야말로 우리의 최대 가치다. 지금부터 이신칸 입주민 중에서 인상 깊었던 이들과의 에피소드를 현장 직원들 시점으로 소개하겠다. 이번에 소개하는 여러 사례를 통해 이신칸의 직원 한 명 한 명이 환자와 그 가족들 곁에서, 미래 사회에 대한 희망을 가슴에 품은 채 사명감을 가지고 일하고 있음을 느낄 수 있으면 좋겠다.

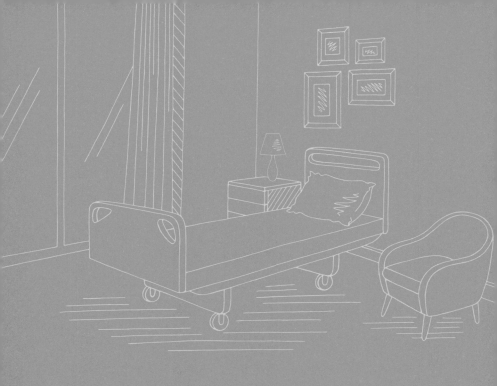

제 **4** 장

재택형 의료병상이 가져온
병상의 풍요로움

— 현장 에피소드 모음

처음에는 불신의 대상,
이제는 마지막 보루

미에현 나바리시에서 처음으로 이신칸 사업을 시작할 당시, '의료 의존도가 높은 만성기나 종말기 환자를 적극적으로 수용한다'라고 얘기해도 소개받을 만한 병원이나 요양시설의 케어매니저부터 돌아오는 반응은 언제나 불신뿐이었다.

그럴 만도 하다. 의사가 상주하지 않으니 병원이 아니다. 상시 간호 체계를 유지하여 환자를 돌보자는 것인데, 겉보기에는 요양시설인지 병상인지 알 수 없다. 병원도 아닌 '알 수 없는 시설'에 자신이 담당하던 환자를 소개하거나 맡기고 싶어 하는 의료 관계자들이 처음부터 줄을 설 리 없었다.

나는 설립 때부터 많은 도움이 되어준 베테랑 간호사와 각각 인근의 급성기 병원 등에 부지런히 발걸음하면서 이신칸의 이념과 체계를 설명했고, 그러면서 점차 환자들을 맡을 수 있었다. 하지만 그 설명만으로 여기까지 온 것은 아니다. 실제 이용자와 가족들이 이신칸에서 제공하는 케어에 감명받아 "여기로 오길 잘했어" 하고 기뻐하며 주변에 입소문을 내준 것이 신뢰 형성으로 이어진 것이다.

이제는 갈 곳을 찾지 못해 곤란한 사람들을 적극적으로 수용하는 시설로 인식되어 외부의 케어매니저로부터도 종종 환자 입주 상담을 받게 되었다. 지역 개업의나 케어매니저 쪽에서 "이렇게 의료 의존도가 높은 환자도 괜찮나요?" 하며 놀라는 일도 허다하다. 때로는 열 곳, 스무 곳의 병원 또는 시설에서 계속 거절당한 후 간신히 이신칸에 입주하게 되어, 그 가족이 "이제 안심할 수 있어요" 하며 눈물을 흘리는 일도 있다. 그럴 때 나는 이 사업을 시작하길 정말 잘했다고 생각한다. 이신칸에서 간호케어를 하는 직원들도 "이 정도로 곤란한 상황에 처한 사람들이 있을 줄 몰랐습니다"라고 말하곤 한다.

단, 의료가 필요한 이들에게 특화된 재택형 병상이기에, 의료 병상 수준의 케어가 필요하지 않은 이들은 수용이 거부되는 일도 있다. 이신칸이 정말로 오갈 데 없는 이들을 위한 마지막 보루가 되기를 바라기 때문이다. 수용 여부는 간호사가 결정하지만, 실제 환자 상태를 진단한 후에 앞으로의 케어에 관해 가족과 면밀하게 협의한다. 이때 환자 가족들이 얼마나 절박하고 힘들었는지 체감하면서 직원들도 더 강한 사회적 사명감을 갖게 되는 듯하다.

제3장 마지막에서 지역에서의 사회적 사명을 완수하는 일의 중요성에 대해 언급했다. 현장에서 일하는 간호사와 요양보호사들이 이신칸 모델의 사명에 대해 품고 있는 뜻과 생각이야말로 우리의 최대 가치다. 지금부터 이신칸 입주민 중에서 인상 깊었던 이들과의 에피소드를 현장 직원들 시점으로 소개하겠다. 이번에 소개하는 여러 사례를 통해 이신칸의 직원 한 명 한 명이 환자와

그 가족들 곁에서, 미래 사회에 대한 희망을 가슴에 품은 채 사명감을 가지고 일하고 있음을 느낄 수 있을 것으로 생각한다.

실제로 다른 의료시설에서는 거의 와병 상태였던 사람이 이신칸에 입주하면서 몸을 일으킬 수 있게 되는 것은 물론, 식사하거나 걸을 수 있는 수준으로 회복되는 일도 결코 드물지 않다. 그것은 이신칸에서 일하는 간호사들이 입주자 개인을 존중하고 곁에서 마주 대하고자 하는, 의료인으로서의 긍지를 가지고 있기 때문이다. 설령 삶이 얼마 남지 않은 종말기 환자일지라도 최선을 다해 돌봄으로써 그 시간이 조금이라도 더 풍요로워질 수 있도록 간호사들은 매일매일 전력을 다하고 있다.

혼자 떠나는 마지막 순간을 지켜봐 주다

이신칸 본부 간호관리자(간호사/남성)

60대 남성 야마무라 다카요시(가명) 님은 말기 암 환자로, 급성기 병원에서 부득이하게 퇴원하게 되어 이신칸에 입주하게 되었습니다. 이신칸에서 환자를 받아들일 때는 외부의 담당 케어매니저 등에게서 연락을 받은 후, 환자가 입원 중인 시설을 방문하여 직접 대면해 상태를 확인하거나, 담당 직원으로부터 사정을 듣고 이신칸에 수용하는 것이 적합한지를 판단합니다. 그 결과 야마무라 님이 이신칸에 들어오게 되었는데, 사전 정보에 의하면 상당히 까다로운 성향이라고 해서 조금 긴장하고 있었습니다.

야마무라 님은 휠체어를 탄 채 보증인 자격인 NPO 법인의 직원과 같이 도착했습니다. 야마무라 님에게는 돌봐줄 가족이 없었던 것입니다. 인사도 하지 않고 밖에서 담배를 피우는 모습을 보고 '역시 정보대로구나'라고 생각했습니다.

담배를 다 피운 야마무라 님을 준비해둔 방으로 안내했습니다. 그때도 기분이 언짢아 보여서 저는 '뭔가 말썽이 일어나면 어쩌지' 하고 벌써부터 걱정되었습니다. 역시나 가벼운 소통도 하기가 어려웠고, 마음에 들지 않는 일이 있으면 바로 혀부터 차곤 했습니다. 그래도 저는 될 수 있으면 말을 걸거나 이야기 나눌 시간을 가져서 야마무라 님이 하루빨리 시설에 적응할 수 있도록 주의를 기울였습니다.

이신칸에서는 비교적 자유롭게 식사를 할 수 있어서 본인도 '이게 먹고 싶다', '저걸 마시고 싶다'는 요구를 했습니다. 그리고 '기분이 나쁘다', '배가 아프다'라고 하는 호소를 하기도 해서 저도 시시콜콜한 질문을 던지거나 기분을 살펴주었습니다. 하지만 업무경력 등 과거에 대해 물어보려고 하면 바로 언성을 높이면서 "그건 상관없는 일이니까 묻지 마!"라며 마음을 닫곤 했습니다.

뭔가 말할 수 없는 사정이 있을 거라고 생각해서 이후로는 언급하지 않으려고 했는데, 제가 우연히 던진 한마디에 규슈 사투리가 섞여 있던 것으로 야마무라 님과의 거리가 단숨에 가까워졌습니다. 야마무라 님이 저에게 고향을 물어보아서 제가 나가사키현이라고 답하자, "나는 구마모토야. 가깝네. 나가사키 어디지? 아, 거기라면 배로 왔다 갔다 했던 곳이네" 하고 반가워했습니다.

이후 야마무라 님은 가끔 자신이 어릴 적 살았던 고향의 정경이나 일화를 그리운 듯이 들려주곤 했습니다. 자란 곳이나 즐겨 놀던 곳, 좋아했던 고장의 음식에 대해서도 세세하게 말해주었습니다. 그 얼굴은 입주 초반에 "내 과거에 상관하지 마!" 하며 소리

질렀을 때와는 전혀 다른 온화한 표정이었습니다.

다만 그럴 때도 야마무라 님은 은근슬쩍 가족에 대한 얘기는 피했습니다. 들려준 이야기를 통해 짐작해보자면, 아무래도 입원 전부터 가족들과 트러블이 끊이지 않고 금전적으로도 충돌하고 있어서 이제는 사실상 절연 상태가 되었던 것 같습니다. 직접적으로 말하진 않았지만, 야마무라 님은 자신 때문에 그렇게 되어버렸다고 자책하고 있었습니다. 그렇지만 이건 제가 관여할 수 있는 부분이 아니었습니다. 저는 야마무라 님이 조금이라도 편안하게 남은 나날을 보낼 수 있도록 돕는 게 내가 할 수 있는 일이라며 마음을 가다듬었습니다.

야마무라 님은 본인이 말기 암을 선고받아 언제 사망할지 모르는 상태임을 알고 있었습니다. 그럼에도 죽음에 대한 불안이나 공포를 호소하는 일이 없었습니다. 케어 방법이나 직원들이 일하는 방식에 대해서는 아주 세세하게 주문을 했지만, 마지막에는 꼭 "지금도 괜찮아" 하고 덧붙이면서 입을 다물던 모습이 인상적이었습니다.

입주 전에 야마무라 님이 휴대폰에 집착한다는 말을 들었는데 확실히 그랬습니다. 선불 폴더폰을 몸에 꼭 지니고 다녔고, 선불카드 요금을 다 써서 전화를 걸 수 없게 되어도 "형님에게서 전화가 올 수 있으니까"라며 반드시 눈이 닿는 곳에 놔두었습니다. 어느 날에는 야마무라 님이 형님의 연락처로 몇 차례나 전화를 걸었습니다. 자기 전화로는 연결이 안 된다는 것을 알자 "지금부터 내가 말하는 번호를 눌러주겠어? 잘못 눌렀을 수도 있으니까"라고 저에게 부탁하고는 몇 번이고 형님에게 연락을 취하려고 했습니다.

돌아가시기 며칠 전, 금전적인 사정도 있어서인지 야마무라 님은 결국 휴대폰의 선불카드 구매를 포기했다고 말해주었습니다. 그때의 야마무라 님 모습이 평소와는 달리 침울해져 있었기 때문에 외부 사람과 이야기를 나누면 마음이 후련해지지 않을까 생각해서 저는 보증인과 직접 통화해볼 것을 권유했습니다. 야마무라 님은 바로 시설 내 전화기를 들고 입주 때 동행했던 보증인에게 연락했습니다. 그러고는 "전화카드를 갖고 싶으니 와주었으면 좋겠어. 가족과 연락을 못 하게 되었으니 최대한 빨리 와주게" 하고 부탁했습니다.

가족과는 분명 복잡한 일들이 있었겠지요. 그 내막을 저는 알 수 없었습니다. 가족 입장에서 보면 야마무라 님에게는 미운 감정밖에 없었을지도 모릅니다. 또는 더 이상 없는 사람이라고 생각하고 있었을 수도 있겠지요. 하지만 제 눈앞의 야마무라 님은 남은 시간 동안 필사적으로 가족과 이야기하고 싶어 했던 사람이었습니다. 인생의 마지막 순간을 맞이하기 전에 한 번만 가족의 목소리를 듣고 싶다거나, 무엇인가를 전하고 싶다는 강한 의지가 야마무라 님의 온몸에서 전해졌습니다. 본인도 자신의 죽음이 가깝다는 사실을 알아차리고 있었는지도 모릅니다. 지금 돌이켜보면 확실히 야마무라 님은 초조해 보였습니다.

휴대폰은 다시 걸 수 있는 상태가 되었지만 결국 야마무라 님의 바람은 이루어지지 않았습니다. 그래도 야마무라 님은 '슬프다'거나 '외롭다'고 말하지 않았습니다. 며칠 후 병실을 방문해서 말을 걸어도 이불을 뒤집어쓴 채 쑥스러운 듯이 얼굴을 내비칠 뿐이었습니다.

저는 언제부터인가 야마무라 님을 통해 저의 인생을 돌아보고 있었습니다. 저는 10년 동안 부자간 대화를 하지 않은 채 아버지를 암으로 잃은 경험이 있습니다. 돌아가신 직후에 심한 후회로 가슴이 무너져내리는 듯 고통스러웠던 기억이 떠올랐습니다. 사과하고 싶었던 기억, 평범한 부자처럼 지내고 싶었던 기억, 그리고 가족으로서 화해하고 싶었던 기억…. 사소한 고집 때문에 절대로 되돌릴 수 없는 길을 가고 말았던 것입니다. 마지막 심정을 가족에게 전하지 못하고 사별하게 되는 후회를 야마무라 님이 겪게 하고 싶진 않았지만, 정말 안타까운 일이었습니다.

야마무라 님이 돌아가셨던 당일 오전, 저에게 "부탁이 있는데…" 하며 말을 걸었습니다. "오랜만에 콜라가 마시고 싶네. 달달한 떡도 먹고 싶은데…. 사실은 마쿠노우치 도시락(가부키 공연 때 먹는 도시락—옮긴이)이 먹고 싶지만 지금은 먹을 수 없을 것 같으니 그건 됐고"라고 말했습니다.

찾아와줄 가족도 없는 야마무라 님의 이 소원을 저는 어떻게든 이루어드리고 싶었습니다. 그래서 다른 직원에게 사정을 설명하고 시설을 뛰쳐나가 편의점에서 콜라와 떡을 사 왔습니다. 곧바로 야마무라 님에게 가서 음식을 보여드리자 침대에서 몸을 일으키며 기쁜 듯이 미소를 지었습니다. 콜라를 두세 모금, 떡을 반 정도 드시더니, "아주 맛있었어. 오랜만에 먹을 수 있어서 기쁘네"라고 말해주었습니다. 저는 그때의 야마무라 님 표정을 평생 잊지 못할 것입니다.

그날 밤 야마무라 님은 돌아가셨습니다. 그 얼굴은 매우 온화해서 입주할 때 보였던 험상궂은 표정과는 전혀 딴판이었습니다. 이별은 슬프지만 저는 야마무라 님의 마지막 소원을 곁에서 들어드릴 수 있었던 것을 자랑스럽게 생각합니다.

'이젠 종말기라 아무것도 해드릴 게 없다'가 아니라, 종말기이기에 그분들의 생각이나 소원에 귀 기울여야 한다고 생각합니다.

간호사 인생 20여 년 만에 야마무라 님으로부터 다시 한번 가르침을 받은 것 같았습니다.

가족의 유대를 지키는 따뜻한 시간

이신칸 시설장(간호사/여성)

저는 이신칸에서 시설장을 맡고 있습니다. 사업에 착수할 당시부터 현장에 참여하여 환자 대응의 거의 전권을 대표로부터 위임받고 있습니다. 입주 문의는 매일 들어오지만, 환자의 의료 의존도에 따라 이신칸보다 적합한 시설이 있을 수도 있고, 즉시 수용해야 할 만큼 절박한 상태인 환자도 있는데, 이러한 판단을 제가 맡고 있습니다.

기억에 남은 환자는 셀 수 없지만 가와지마 야스하루(가명) 님이 특히 인상적이었습니다. 50대 남성인 가와지마 님은 사업을 시작하고 얼마 되지 않아 과로로 인한 뇌경색으로 쓰러졌습니다. 거주지가 요코하마여서 응급치료도 요코하마에서 받았지만 안타깝게도 뇌에 손상이 남았습니다. 결국 음식의 경구섭취가 어려워지고 말도 하지 못한 채 병상에 누워 지내는 반신마비 상태로 오다하라에 있는 한 병원에 입원했습니다.

가와지마 님의 두 딸은 아직 어렸습니다. 큰아이가 막 중학교에 입학했고, 둘째 아이는 아직 초등학생이었습니다. 부인은 아픈 남편을 돌보며 육아까지 하는 건 어렵다고 판단해서 아이들을 데리고 히로시마에 있는 친정에 가기로 했습니다.

남은 가와지마 님을 어떻게 하면 좋을지가 가족들 간에 논의되었습니다. 마침 그의 부모님이 이신칸이 있는 나바리시에 거주하고 있었습니다. 그의 부모님은 케어매니저를 데리고 저에게 오셔서 아들을 이곳에 데려오고 싶다고 호소했습니다. 이야기를 들어보니 가와지마 님은 기관절개를 받아서 가래흡인을 자주 해야 하는 상태였습니다. 그런 환자를 오다와라에서 어떻게 모시고 올 것인가가 문제였습니다.

원래 입주 상담을 받을 때는 면담을 통해 환자 상태를 자세히 확인한 후 이신칸에서 받아들여도 좋은지, 받아들이려면 무엇이 필요하고 어떤 준비를 해야 하는지를 사전에 조사합니다(요개호 등급이 높아도 의료 의존도가 낮고 밀접한 간호케어가 필요 없는 경우는 케어매니저를 통해 보다 적합한 시설로의 이주를 권고하기도 합니다). 하지만 꽤 먼 거리에 있는 오다와라에서 거동을 못 하는 분을 옮겨오기에는 위험 부담이 너무 높았습니다. 요코하마에도 이신칸이 있었기에, 차라리 그곳에 들어가시는 것이 나을 것 같다고도 생각했습니다. 하지만 환자 본인과 부모님 의견 모두, 부모님이 살고 계시는 곳에 있는 게 좋겠다고 했습니다. 그래서 저희도 각오를 하고 가와지마 님을 모셔오기로 했습니다.

일반구급차를 부르고 간호사도 붙여서 편도 6시간 거리. 신중에 신중을 기한 여정이었습니다. 가와지마 님은 가래흡인 시의 반사가 심한 편이라서 할 때마다 침대 위에서 펄떡거리면서 날뛰었습니다. 흡인하는 사람과 가와지마 님을 부축하는 사람까지 총 두 명이 있었습니다. 흡인이 필요할 때는 가와지마 님이 조금씩 움직일 수 있는 왼쪽 상반신으로 널스콜을 간신히 누를 수 있었습니다. 덕분에 가와지마 님을 돌보는 간호사는 한시도 눈을 뗄 수 없었을 것입니다.

가와지마 님이 이런 상태가 되고서는 가족 내에 이혼 얘기도 나온 듯했습니다. 하지만 이신칸에 와서 안정되고 나니 그 이야기는 보류되어 결국에는 흐지부지된 것 같습니다. 그의 작은아이는 외가인 히로시마에서 외할머니와 지내며 학교에 다니고, 큰아이는 요코하마에 남아서 어머니(가와지마 님의 부인)와 살게 되었습니다. 지금까지의 사연으로 보면 가족이 뿔뿔이 흩어져도 이상하지 않을 상황이었지만, 이신칸에 들어온 뒤 여름과 겨울, 그리고 봄방학이 시작될 무렵이 되면 부인과 두 아이가 밝은 표정으로 찾아와 가와지마 님의 방을 찾았습니다. 아이들이 학교에서 그린 서예나 그림, 종이학 천 마리 등을 가와지마 님의 방에 장식하고 가곤 해서 가정적인 분위기의 방이었던 것으로 기억하고 있습니다.

초고령사회 일본, 재택의료를 실험하다

가와지마 님은 그로부터 2년 정도를 이신칸에서 편안하게 지낸 후 돌아가셨습니다. 2월경이었던 것 같습니다. 연말에는 가족들이 모여 다 함께 병문안을 왔습니다. 병에 걸려서 너무 이른 죽음을 맞이하는 건 몹시 슬픈 일이지만, 마지막 가는 길을 되도록 미련이 남지 않게 해드리기 위해서입니다. 그러면 본인도 편안하게 떠날 수 있고, 보내는 가족들도 죽음을 납득하기 쉬워집니다.

기억에 남는 다른 한 분을 더 소개하겠습니다. 나바리시에 거주하는 사토(가명) 님입니다. 간사이 지방에 있는 아들에게 몸을 의탁했다가 암에 걸려서 다시 나바리시로 돌아오셨습니다.

90세 남성인 사토 님은 간사이 병원에서 암 치료를 받았습니다. 그러나 남은 시간이 얼마 되지 않았고, 제가 만나러 갔을 때는 호흡기 등 온몸에 관을 붙이고 있는 상태였습니다. 사토 님은 '고향에서 죽고 싶다'는 의지가 강했습니다. 아들 내외도 고민 끝에 어떻게든 그 소망을 이루어드리고 싶어서 상담하러 방문하셨습니다.

병원 침대에서 전신관리를 받는 상태였기에 이동 시의 위험 부담이 높았고, 어쩌면 이동 중에 돌아가실 수도 있었습니다. 그렇게 설명을 해드려도 사토 님은 여전히 나바리에 돌아가고 싶어 했고, 가족들도 본인의 소망을 들어드리자는 마음이 강했습니다. 그래서 이때도 일반구급차를 이용해서 사토 님을 간사이에서 저희가 있는 나바리로 옮겼습니다. 도착과 동시에 입주를 받아서 "아까 나바리강을 건넜어요" 하고 전해드리자 기쁜 듯 미소를 지으시던 모습이 인상적이었습니다.

사토 님은 그로부터 2주일 후 숨을 거두셨습니다. 상태가 조금 안정되어 안심했으나, 어느 날 밤에 급격히 악화되어 아들이 달려왔지만 임종을 지켜보기에는 늦은 상태였습니다. 가족이 지켜보는 가운데 돌아가시지는 못했지만, 사토 님이 무엇보다 원했던 것은 태어나서 자란 나바리에 돌아오는 것이었습니다. 가족들도 본인이 원했던 대로 마지막 순간을 맞이하도록 해준 것에 고마워하셨습니다.

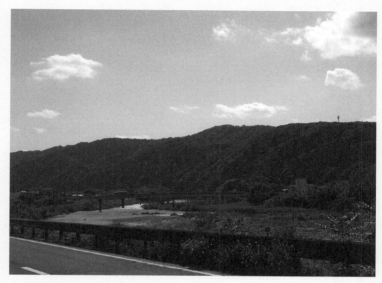

이신칸 나바리점 앞에 흐르는 나바리강의 전경

사과 크기의 욕창이 깨끗하게 완치되다

지역연계실 관리직(간호사/여성)

저는 모리오카시에 있는 이신칸에 취직한 뒤, 새롭게 오픈하는 지점에 지원을 나가거나 전국의 이신칸을 돌며 일했습니다. 그러던 중에 알게 된 입주자 두 분에 대해서 회고하고자 합니다.

첫 번째 분은 80세 여성인 쿠라나가 교코(가명) 님입니다. 인지증을 앓고 계신 쿠라나가 님은 이신칸에 오셨을 때 허리에 사과 한 개 크기의 커다란 욕창이 있었고 영양 상태도 매우 좋지 않았으며 거의 누워서 지내셨습니다. 전신 상태가 나빠서 병원에서는 계속 누운 상태로 지내게 했던 게 아닐까 생각합니다. 이신칸에서는 하루에 세 번 식사할 때는 반드시 자리에서 일으켜 휠체어에 앉혀드립니다. 그랬더니 그때만큼은 눈을 뜨고 식사를 하셨습니다.

욕창은 심각했습니다. 영양 상태나 나이를 생각하면 좋아지기는 어려울 것처럼 여겨졌습니다. 하지만 본인이 의욕적으로 식사하신 덕분에 서서히 체력이 회복되었고, 확연하게 차도를 보이기 시작했습니다. 저도 급성기 병원의 일반 병동 등 여러 현장에서 일해왔지만, 대체로 병원이라는 곳은 원칙적으로 '치료가 최우선'입니다. 따라서 조금이라도 열이 있거나 상태가 좋지 않을 때는 환자를 병상에서 옮기는 일이 없습니다. 안정을 취하는 것을 우선하면서 상태가 회복될 때까지 대부분 침대에서만 지내게 됩니다. 재활을 위해 휠체어에 타는 경우는 있지만, 링거를 맞는 환자들은 그것도 제외됩니다. 즉, 하루 종일 움직일 수 없게 되는 겁니다.

하지만 이신칸에서는 식사를 조금이라도 할 수 있는 분들이라면 하루에 세 번, 반드시 침대에서 일어나 휠체어에 타야 합니다. 휠체어는 입주자의 상태에 따라 전동식도 있고 일반적인 것도 있는 등 가지각색이지만, 종류와 상관없이 공통적으로 '생활한다'는 느낌을 중요시합니다. 모두 모여 시끌벅적한 분위기 속에서 식사하면 여러 자극을 받으며 '나도 조금 더 먹어볼까?' 하고 생각하거나 눈앞의 경치가 변하면 저기에 가고 싶다, 여기에 가고 싶다 등의 의욕도 생기게 됩니다. 처음에는 젤리밖에 드시지 못하던 분들도 점점 회복되어 영양보조식을 드실 수 있게 되면 마침내 체력도 돌아오고 입맛도 살아나면서 일반적인 식사를 할 수 있게 되곤 합니다.

간호사들도 외부에서 방문하는 의사의 지시에 따르면서 24시간 시스템으로 쿠라나가 님의 치료와 케어에 임했고, 상처가 더러워질 때마다 깨끗하게 해드리는 것을 반복했습니다. 상당한 끈기가 필요한 치료였지만 느긋한 마음으로 계속하기를 1년. 마침내 쿠라나가 님의 욕창이 말끔히 완치되었습니다.

이렇게 되면 쿠라나가 님의 증상은 가벼운 인지장애일 뿐이므로 이신칸 기준으로 보면 의료 의존도가 높다고 할 수 없는 상태가 됩니다. 그래서 저희는 케어매니저와 상담해서 쿠라나가 님이 건강하게 지낼 수 있는 요양시설로 옮기시도록 했습니다.

가족들은 이신칸 간호사와 요양사가 쿠라나가 님에게 어떻게 해왔는지를 보고 욕창이 사라져가는 과정도 지켜보았기 때문에 가능하면 이신칸에 남고 싶다고 했습니다. 마음은 고마웠지만 그렇게 되면 말기 암 등으로 이신칸의 설비와 케어를 더욱 필요로 하는 분들을 받을 수가 없기에 양해를 구했고, 쿠라나가 님은 예정대로 퇴거하기로 하셨습니다.

쿠라나가 님에게서 폐암이 발견된 것은 그 후로부터 반년이 지나서였습니다. 그때 쿠라나가 님은 시내의 한 병원에 입원해 있었는데, 저는 가족들로부터 "어떻게든 이신칸에서 다시 맡아주실 수 없겠습니까?"라는 상담을 재차 받았습니다. 상태를 확인하기 위해 저는 그 병원을 찾았습니다. 쿠라나가 님은 거의 언제나 눈을 뜨지 않는 분이셨지만, 제가 병상을 찾아가서 "쿠라나가 님" 하고 말을 걸자 활짝 웃어주셨습니다.

솔직히 놀랐습니다. 이미 저를 잊으셨을 거라고 생각했으니까요. 입주 중에도 돌봐드리기는 했지만 대화는 거의 없었습니다. 제가 "저를 기억하세요?"라고 묻자 "기억하지"라고 답해주셨습니다. 말은 나누지 않아도 전해진 것이 있었다는 기쁨에 저도 모르게 "이신칸에 돌아갈까요?" 하고 묻자 "갈래!"라고 말씀해주셨습니다. 그렇게 해서 저희는 쿠라나가 님이 돌아가실 때까지 이신칸에서 돌봐드리게 되었습니다.

두 번째 입주 후 2개월이 지나 쿠라나가 님은 임종을 맞이하셨습니다. 본인과 가족이 원하는 대로 마지막 순간을 맞이할 수 있어서 가족들도 "마지막에 돌아올 수 있어서 다행이었어요"라고 말씀하셨습니다.

임종 시의 사전동의(informed consent)에는 '가족도 후회하지 않고 당사자도 후회하지 않는, 그리고 의료종사자들도 후회하지 않는 최후를 맞이하기 위해서는 무엇을 해야 할지 항상 생각하는 것이 중요하다'라고 되어 있습니다. 환자의 임종이 가까워졌을 때 본인과 가족, 그리고 의료종사자 모두가 후회하지 않을 순간을 맞이하기 위해서는 최대한의 지혜를 짜내야 합니다. 그것이 이런 현장에 종사하는 직업인들의 이상적인 모습이라고 생각합니다.

결국 의료기술을 제공하는 것만이 간호사를 비롯한 의료종사자들의 일은 아닙니다. 환자가 지금까지 어떻게 살아왔는지, 가족과의 관계는 어떻고, 어떤 결말을 바라고 있는지 등을 헤아리며 한 사람 한 사람의 존엄을 지켜주고 제대로 마주 대하지 않으면 안 된다고 생각합니다. 예를 들어 환자가 무언가 전하려고 할 때 말하는 것이 부자연스럽다고 해서 '모르겠다'며 무시해도 되는 건 아니며, 너무 친구처럼 "밥 먹었어?", "쉬 했어?" 하고 스스럼없이 대하는 것도 좋지 않다고 여기고 있습니다.

눈앞에 있는 이는 약한 노인이고 힘없는 할아버지, 할머니일지도 모릅니다. 하지만 그토록 긴 인생 여정을 살아왔기에 지금 여기에 있으실 수 있는 것이겠죠. 그분들만이 걸어온 역사가 있는데 그런 생각 없이 가볍게만 대하는 것은 의료종사자든 아니든 사람으로서 실례를 범하고 있는 게 아닐까 하고 생각합니다.

식도락으로 일관했던 '카레우동 할아버지'

지역연계실 관리직(간호사/여성)

좋은 병간호는 환자의 인생을 대하는 우리들의 의식과 태도에서 출발한다고 생각합니다.

70대 중반의 남성인 무라코시(가명) 님은 대장암 말기로, 언제 장폐색을 일으켜도 이상하지 않은 데다 인지장애도 앓고 있었습니다. 입주를 받아들일 때는 당사자가 가족과 어떤 관계였을지 상상하곤 합니다. 무라코시 님에게는 부인과 딸이 있는데, 무라코시 님의 성격이 워낙 과격하다 보니 딸이 언제나 '아빠가 집에 안 왔으면 좋겠어'라고 생각할 정도로 가족들이 애를 먹고 있었던 것 같습니다.

가정에서 군림하던 무라코시 님이 병에 걸리자, 그건 그거대로 가족들에게 복잡한 문제였습니다. 실제로 무라코시 님의 부인은 그토록 강압적이었던 남편의 달라진 모습을 받아들이기 어려워했습니다. 게다가 대장암 말기까지 더해지며 '만나고 싶지 않다'는 마음이 강해져 버렸습니다. 그럴 때 저희는 "괜찮아요. 저희가 잘 돌봐드릴게요", "오고 싶으실 때만 오세요. 무슨 일이 있으면 연락 드릴게요"라고 안심시켜드렸습니다. 그러자 부인의 심리적 부담도 줄어들었고, 곧 냉정하게 상황을 마주할 수 있게 되었습니다. 다만, 환자 본인은 "왜 가족이 안 오는 거야!"라며 화를 내곤 했습니다. 그럴 때는 "가족에게 전화해볼까요?" 하며 전화로 가족의 목소리를 들려드렸습니다. 그러면 목소리를 듣고 안심이 되는 것인지 다시 평온해지셨습니다.

이신칸 직원이라면 이렇게 환자가 언뜻 보기에 이해할 수 없거나 손 쓸 수 없는 행동을 할 때도 그 사람이 무엇을 바라는지, 왜 그렇게 흥분하는지를 짐작할 수 있습니다. 병원 같으면 '다루기 힘든 환자'로 찍혀버릴 수도 있지만, 시간의 흐름이 다르기에 이신칸에서는 곁에서 돌봐드리는 케어를 할 수 있는 것 같습니다.

저는 종종 불쑥 방에서 나와 복도를 걷는 무라코시 님의 팔을 잡고 함께 걷곤 했습니다. 그러던 어느 날 "어디 가고 싶으세요?"라고 여쭤보았더니, 무라코시 님이 "역 앞에 카레우동을 먹으러 가고 싶어"라고 대답했습니다. "카레우동을 좋아하셨어요?"라고 다시 물었더니 젊은 시절의 이야기들이 툭툭 튀어나왔습니다. 그 중에는 젊었을 때 신세 졌던 분이나 만났던 사람들의 이름이 섞여 있었습니다. 그때만 해도 그 이야기가 진실인지도 모른 채 듣고 있었지만, 나중에 부인에게 확인해보니 정말 그 이름을 가진 상사가 있었다는 것을 알게 되었습니다.

이야기는 중구난방이고 지리멸렬하게 느껴질지 몰라도, 그것은 분명 무라코시 님이 가진 인생 기억의 단편이었습니다. 한 이야기, 또 한 이야기를 들으면서 이윽고 그 사람의 인생관도 보이기 시작했습니다. 어떤 식으로 어머님께 길러졌는지, 형제 관계는 어떻고 어떤 사이였을지 등등. 무라코시 님은 "나는 언제나 형님한테 지곤 했지"라고 말하고 다니셨는데, 주변에 고압적인 것은 그 울분으로 인해 남들보다 우위에 서고 싶었기 때문은 아니었을까요. 지금 눈앞에 있는 무라코시 님은 화를 잘 내는 할아버지이지만, 그렇게 되기까지 분명 인생의 긴 과정이 있었을 것입니다. 그런 생각을 했더니 되도록 본인의 의지를 존중받으며 생활하셨으면 좋겠다는 마음이 절로 들었습니다.

입주 동안 식사나 소등 규칙을 설명해드려도 그건 우리 측 사정이기에 무라코시 님이 "나는 일찍 자는 습관은 없어. 항상 11시 넘어서 자니까"라고 말씀하시면 그렇게 하시라고 했습니다. 그리고 조금 지나서 방을 들여다보았을 때 전등을 켠 채로 주무시고 계시면 살짝 끄고 나왔습니다. 식사 시간은 어쩔 수 없이 제한되어 있지만, 그래도 약간의 융통성을 발휘할 수 있습니다. "늦게 먹는 편이 좋아"라고 하시면 "그럼 적어도 8시에는 식사하실까요?"라고 조율해드렸습니다.

의료 의존도가 높은 환자를 케어하는 곳에서는 아무래도 정해진 시간에 정해진 케어를 제공하고 싶어 합니다. 하지만 이건 대부분 시설 측의 사정입니다. 의료와 케어의 결합이 가능한 이신칸 체계에서는 본인의 생활을 방해받지 않는 공간 만들기가 이상적입니다. 이런 시간을 거쳐 임종 역시도 입주자의 인생관에 따르는 것이 그분들에게는 행복이지 않을까 생각했습니다. '여기는 의료 시설이니까 술은 절대로 안 된다'라는 규칙을 강요하면 그분들의 삶의 방식을 방해하는 것이어서 찝찝한 마음이 들게 됩니다. 관리는 편할지 몰라도 가장 가까이에서 지켜보는 직원들에게는 후회가 남을 수 있습니다.

　　무라코시 님은 밤중에 카레우동이나 라면을 드시곤 했고 시설에서 제공하는 식사는 일절 드시지 않으셨습니다. 자신이 암이라는 것도 이해하지 못하셨고요. 역으로 그게 긍정적인 영향을 주었는지, 식생활이 관리되지 않고 본인이 좋아하는 음식으로 치우친 것에 비해 오랫동안 건강을 유지하셨습니다. 결국에는 황달이 들고 간부전증, 다장기부전으로 돌아가셨지만 임종 직전까지 드시고 싶은 것을 드셨고, 조금 진행된 치매 때문이었는지 '힘들다'거나 '아프다'라고 호소하는 일도 없었습니다. 결국 무라코시 님이 와병생활을 했던 건 마지막 이틀뿐이었습니다.

복잡한 심정 때문에 부인은 "남편이 죽어도 절대 울지 않을 거예요"라고 하셨지만, 막상 그 순간이 오자 "역시 쓸쓸하네"라며 눈물을 흘리셨습니다. 결국 이신칸처럼 간호사가 24시간 상주하는 시설에 입주시켰던 것은 가족 관계가 나쁘지 않았다는 증거가 아니었을까요. 말로는 아니라고 해도 가족을 소중하게 여겼으니 관리를 세심하게 해주는 곳에 모시고 싶었던 것이겠지요. 이신칸의 모든 방은 1인실로 되어 있기 때문에 커튼 한 장으로 나뉘는 다인실에 비해 가족들이 시간을 보내기 좋습니다. 그 덕분에 가족들이 면회 오는 횟수도 일반적인 요양시설이나 병원보다 높은 편입니다.

한 70대 여성 환자가 누워서 눈을 뜬 채 반응이 전혀 없는 상태로 이신칸에 입주했습니다. 매일 아침 8시 반이 되면 환자의 방으로 남편분이 "요코, 내가 왔어" 하고 찾아왔습니다. 조금 머문 후에는 "자, 그럼 다녀올게" 하고 나가셨고, 저녁이 되면 일을 마친 딸이 병실로 "다녀왔습니다" 하고 방문했습니다. 잠시 후 다시 남편분까지 와서 세 사람이 시간을 보낸 후 둘은 "내일 봐요" 하고 떠나는 나날이었습니다. 아, 얼마나 좋은 가족인가, 하고 생각했습니다.

지적 장애를 가진 20살 아들이, 와병생활을 하게 된 아버지를 이신칸으로 데려온 후 처음으로 그 사람이 자신의 '아버지'임을 인식하게 됐다는 일화도 있었습니다. 병원을 전전할 때는 병원복에 호흡기 등을 착용하고 있어서 외관상 아버지임을 알아볼 수 없었던 것 같습니다. 이신칸에서 복장은 개인의 자유로 가족이 맡긴 평상복을 입혀드립니다. 그 모습을 본 아들이 그제야 "아!" 하고 곁으로 다가가서 아버지의 얼굴을 사랑스럽게 쓰다듬어주었습니다. 그곳에는 분명히 가족의 시간이 흐르고 있었습니다.

입주자가 치매 환자라고 해도, 지금에 이르기까지 그 사람만의 인생이 있었을 것입니다. 이 일을 함으로써 제가 그분들의 마지막 순간을 함께한다는 건 마치 기적과도 같으며 숭고함까지 느낍니다. 입주자의 가족들과 함께 그 시간을 공유할 수 있다는 것에 저는 큰 보람과 자부심을 가지고 있습니다.

포기하지 않고 마음을 전하면 통한다

지역 매니저(요양보호사/남성)

2016년 초에 고향인 나고야의 앰비스에 입사한 이래, 북쪽으로는 모리오카에서 사이타마까지, 그리고 요코하마와 새로 오픈하는 거의 모든 이신칸을 종횡무진했습니다. 입사하게 된 계기는 간호사 지인으로부터의 소개였습니다. 의료 의존도가 높은 환자들에 특화한다는 것은 이를 위한 간호와 케어의 질 유지가 무엇보다 중요하다는 걸 의미합니다. 처음 개설하는 지역에서는 현장에서 간호사와 요양보호사를 모집하고 채용하므로, 그들이 이신칸 이용자들에게 약속하는 '서비스'를 이해하고 실천해주어야 합니다.

다음은 제가 요코하마에서 시설운영 책임자로서 현장을 지원하고 있었을 때의 일화입니다. 50대 여성 다자키 요시미(가명) 님은 근위축성측색경화증(ALS)이라는 신경 관련 난치병을 앓고 있었습니다. 이 병에 걸리면 운동신경이 병들어서 전신 근육이 서서히 쇠퇴하여 몸을 움직이거나 말하는 것, 음식을 삼키고 호흡하는 행위 등이 어려워집니다. 병이 진행되어도 지각신경과 의식, 지능은 정상적으로 유지되는 것이 특징이지요. 증상이 나타나면서부터의 진행이 빠르고, 생활이나 생명을 유지하기 위해 필요로 하는 간호

단계가 차례차례 나타나 환자도 가족도 병이 진행되고 있음을 받아들여야 한다는 것이 이 병의 특징 중 하나라고 생각합니다. 본인도 흐려지지 않는 의식을 가지고 병을 안고 살아가야 하기에 그고통을 배려하지 않을 수 없습니다.

다자키 님은 간신히 말은 할 수 있는 상태였지만 손발을 움직일 순 없었습니다. 병석에 눕기 전까지는 근처에 사는 여동생이 돌봐주었지만, 여동생도 가족이 있기에 언니를 자기 집에서 계속 돌보는 것이 어려웠습니다.

다자키 님은 통증이나 세세한 요구를 끊임없이 호소해와서 직원이 항상 붙어 있을 수밖에 없었습니다. 매우 꼼꼼한 성격이라 침구 위치나 체위를 바꿀 때는 몇 센티미터라도 마음에 들지 않으면 화를 내는 등, 직원들이 상당히 수고로운 경우가 많았습니다. 요양사 대부분은 고령 환자들의 케어에는 익숙하지만, 신경 관련 난치병 환자를 접하는 건 처음인 직원이 많았습니다. 혼만 나고 일을 제대로 못 했다고 느끼는 직원들과 다자키 님의 생각이 잘 맞지 않는 것을 저도 직접 보고 들었습니다. 직원들에게도 적잖은 피로가 누적되는 것을 느끼면서 어떻게든 해야겠다고 생각했습니다.

다자키 님은 남성 요양사를 받아들이지 못하고 방에 들어오는 것조차 허락하지 않아서 처음에 저는 어쩔 수 없이 먼발치로 상황을 지켜보았습니다. 하지만 이 상태로는 다자키 님과 직원들 간의 마음의 골만 깊어질 뿐이었습니다. 우선은 나를 신뢰할 수 있도록 해야겠다고 생각하고는 아침저녁으로 방 밖에서 말을 걸면서 조금씩 거리를 좁혔고, 점차 간단한 대화가 가능해졌습니다. 두 달 반이 흐르자 다자키 님은 서서히 마음을 열어주었고, 신체의 케어도 맡기게 되었습니다.

저는 다자키 님을 케어할 때면 이건 꼭 이렇게 해주었으면 좋겠다는 등의 세세한 요구 사항을 듣는 등, 직원들과의 중개 역할을 자처했습니다. 그리고 이신칸이 제공할 수 있는 케어의 범위에 대해서도 다자키 님이나 가족들에게 확실하게 설명해드린 후 이해를 받으면서 서로 양보할 수 있었습니다.

우리는 환자분의 생각이나 요구를 모두 들어드릴 수 있는 '마법 지팡이'를 가지고 있지 않습니다. 조금이나마 신체적·정신적 고통을 덜고 평온한 시간을 보낼 수 있도록 최대한 도와드리고 싶지만, 그게 정말 충분했을까 하는 생각이 들 때도 있습니다. 지금 생각해보면 다자키 님도 자기 생각대로만 하지 않고 꽤 참기도 하셨던 것 같습니다.

다자키 님은 입주한 지 2년 정도가 지나서 돌아가셨습니다. 가족들은 다자키 님이 돌아가신 후에도 두세 번 더 찾아오셨습니다.

낯익은 모든 직원에게 감사 인사를 하고 싶다는 것이었습니다. "이신칸에 있어서 다행이었어요"라고 말씀해주셔서 직원들도 보람을 느끼지 않았을까 생각합니다.

° 에피소드 6

직원들의 행복이 질 높은 케어로 이어진다

이신칸 아마 직원(요양보호사/여성)

제가 나고야 이신칸에 창립멤버로 입사한 지 벌써 3년이 지났습니다. 이 지역에는 이신칸 같은 시설이 없었습니다. 덕분에 지금껏 의지할 곳이 없어서 많은 어려움을 겪고 있던 분들이 입주하고 있습니다. 다만 요개호 등급이 높은 환자의 케어는 아무리 경험이 많은 직원들에게도 적지 않은 스트레스를 줍니다. 하지만 직원들이 힘들다고 느끼면 환자에게 좋은 케어를 할 수가 없겠죠. 본인이 행복하지 않으면 다른 사람들을 이해하는 것이 당연히 어려울 테니까요. 이렇게 좋은 일을 하는 직원들 모두가 행복해주었으면 하고 바라는 이유이기도 합니다.

이곳 이신칸에서는 다행스럽게도 좋은 동료를 만나 서로 도우며 지낼 수 있었습니다. 예를 들어 아이에게 열이 난다거나 학교 행사가 있을 때는 동료끼리 돕는 등 가족의 일도 소중히 여기며 지내고 있습니다. 그런 가운데 '그때는 참 열심히 했었지!' 하고 회상하게 되는 일들도 있는데, 당시 입주해 계시던 히가시타 모자의 사례가 대표적입니다.

어머니인 히가시타 기미에(가명) 님은 80대였고, 아들인 와타루(가명) 님은 50대였습니다. 와타루 님은 교통사고로 장애를 입고 오랫동안 병원에 입원해 있었습니다. 그런데 어머니인 기미에 님도 신경 관련 난치병이 있어서 와타루 님과 같은 병원에 입원해 계셨지요. 와타루 님은 지적 장애가 있어서 그 사실조차 인지하지 못하고 있었던 것 같습니다. 지적 장애에 대해서는 인정받은 것은 아니지만 3살 정도의 지능이라는 설명을 선생님에게서 들은 적이 있습니다.

두 사람이 병원에서 퇴원하게 되자 후견인이 이신칸에 찾아왔습니다. 병원에서는 남성과 여성 병동에 따로 있었지만 이신칸에서는 부모와 자식이 같은 방을 쓰는 게 좋겠다고 모두가 뜻을 모았고, 둘을 위한 침대 두 대를 들인 후 방으로 안내해드렸습니다. 그러자 예상치 못한 일이 일어났습니다. 와타루 님이 혼자 있을 때는 보이지 않던 어머니에 대한 강한 의존심을 나타내기 시작한 것입니다. 어머니 곁을 잠시도 떠나려 하지 않았고, 직원들이 기미에 님을 케어하려고 하면 난동을 피우거나 우리를 세게 당기고 때려서 어머니로부터 떼어내려고 했습니다. 그러다 기미에 님도 세게 흔들거나 해서 안전한 케어를 할 수 없습니다.

좋은 영향을 줄 것으로 생각해서 같은 방으로 배정한 것이지만 그렇지 않았습니다. 우리는 다시 상의해서 와타루 님이 데이서비스를 받는 사이, 비밀리에 '미션'을 실행했습니다. 기미에 님의 침대를 2층으로 옮겨서 둘의 방을 1층과 2층으로 분리한 것입니다. 모두의 호흡이 척척 맞았던 작전이었습니다. 그 후 며칠간 기미에 님을 찾는 와타루 님을 진정시키고 잘 감추자 원래의 안정된 상태로 돌아왔습니다. 마침 와타루 님 증상에 맞는 약도 찾아내서 몸과 정신의 상태가 한결 좋아졌습니다. 그 무렵 기미에 님은 와병 상태가 되셨지만, 와타루 님 상태가 호전되면서 가끔 어머니의 방을 방문할 수도 있게 되어, 부모와 자식 간의 좋은 시간을 보낼 수 있게 되었습니다.

1년이 지나서 기미에 님은 결국 돌아가셨습니다. 와타루 님이 장례식에 참석하는 것은 어렵다고 생각되었고, 우리는 기미에 님의 유해를 실은 차가 이신칸 근처를 지나가도록 하여 이별을 고했습니다. 경적을 두 번, 세 번 울려서 보내드렸습니다. "어머니가 돌아가셨는데, 알고 계시나요…?" 하고 여쭤보니 "알아요"라고 하셨습니다. 와타루 님은 그렇게 조용히 어머니의 죽음을 받아들이고 있었습니다.

와타루 님은 병원에 입원하기 전에도 여러 번 민생위원(후생노동성에서 위촉되어 형편이 어려운 지역 주민을 위해 상담 및 지원 활동을 하는 지방별정직 공무원—옮긴이)의 보호를 받기도 했다고 합니다. 모자가 이신칸에 오지 않았더라면 신체적으로나 정신적으로 장애를 가진 와타루 님이 병원을 나선 뒤 병든 어머니를 모시고 어떻게 지냈을까, 하고 생각하니 상상이 가지 않았습니다. 두 분이 이신칸에 머물 때는 안정되게 지낼 수 있도록 직원 모두가 한마음으로 필사적으로 노력했습니다. 돌이켜보면 이신칸이 두 사람에게 평온한 나날과 부모와 자식 간의 소중한 시간을 제공해드릴 수 있어서 정말로 다행이었다고 생각합니다.

전신 상태가 나쁘거나 난치병인 환자, 의료 의존도가 높은 환자를 케어하는 것은 우리에게도 힘든 일입니다. 지금까지 근무했던 요양시설에서는 경험하지 못했던 것들투성이지요. 그래서 더욱 함께 일하는 동료들 모두가 웃는 얼굴로 지내는 것이 중요하다고 생각합니다.

가족 중 아픈 사람이 있으면 아무래도 괴로움과 슬픔에 빠져 지내게 됩니다. 경제적으로도 걱정되지만 겉으로 드러내지 못하고 불안만 안고 지내는 분들도 있습니다. 우리들의 미소로 그분들이 잠시나마 한숨 돌릴 수 있기를 바랍니다. 앞으로도 모두가 서로 도와가면서 더 세심한 케어를 하고 싶습니다.

한 사람 한 사람의 곁에서 최고의 케어를 하고 싶다

이신칸 모리오카 시설장(요양보호사/여성)

어느 날 이와테현 남쪽에 있는 병원에서 상담이 왔습니다. 미쿠니 다케지(가명)라는 남성 말기 암 환자를 이신칸에서 받아주었으면 한다는 내용이었습니다. 즉시 환자분을 모시러 가려고 했지만, 동일본대지진 직후여서 도로 복구가 되지 않아 편도로 2시간 반이 걸렸습니다. 말기 암 환자들은 상태가 급변할 위험이 있어서 만약의 경우를 대비해 간호사가 동행하지만, 그럼에도 언제나 긴장감이 가득합니다. 환자분이 장거리 이동을 견딜 수 있을까….

이윽고 병원에 도착하여 환자분을 실은 후, 한시라도 빨리 이신칸에 무사히 도착해서 안심하고 편안히 지내시길 바라는 마음에 서둘러 돌아가려고 차를 출발했습니다. 그때 미쿠니 님이 히라이즈미에 있는 자택을 꼭 한번 보고 싶다고 하셨습니다. 같이 오신 아내분도 소원을 들어주기를 바랐습니다. 미쿠니 님의 자택은 병원에서 더 먼 곳에 있어서 족히 1시간은 걸렸습니다. 그만큼 미쿠니 님에게도 부담이 되는 거리였습니다. 저는 간호사와 눈을 마주쳤습니다. 솔직히 걱정은 됐지만, 입주하시고 나면 언제 돌아갈 수 있을지 알 수 없을 자택을 눈에 담고 싶다는 미쿠니 님의 마음을 느낄 수 있었고 우리는 요청대로 해드리기로 했습니다.

미쿠니 님은 지역 명사였던 분이십니다. 훌륭한 기와집 뒤편에는 넓은 논이 있고, 마당에는 큰 소나무가 있었습니다. 차가 다가가자 집 앞에 이웃들이 모여 있는 모습이 보였습니다. 알고 보니 히라이즈미를 떠나는 미쿠니 님에게 작별 인사를 하고자 퇴원 날짜를 듣고 모였다고 했습니다. 미쿠니 님은 "군 소집 통지를 받고 출정하는 기분이네"라며 미소를 지었습니다. 아쉽게도 미쿠니 님은 차에서 내리실 수는 없었지만, 조상 대대로 살아온 집에 크게 손을 흔들고는 이웃들을 보며 눈물을 글썽이셨습니다.

미쿠니 님이 숨을 거두신 건 그로부터 2주 후였습니다. 부인과 가족이 지켜보는 가운데 이뤄진 온화한 임종이었습니다. 부인은 "그때 집에 들러주셔서 감사했습니다"라고 몇 번이나 말씀하셨고 이신칸에 와서 다행이었다며 고마워하셨습니다.

말기 암 환자를 모시러 가기 전, 고민이 될 때가 있습니다. 입주 전에는 환자의 실제 몸 상태를 확인하고 본인이나 가족의 요청을 자세히 들은 후, 이신칸의 케어 플랜에 따라 입주일을 정합니다. 그런데 본인이 희망하는 입주일을 기다리시는 동안 수명이 다하는 경우도 있고, 도착한 지 일주일 만에 숨을 거두시는 분들도 있습니다. 더 빨리 안내해야 했던 건 아니었는지, 먼 길 이동이 부담이 되었던 건 아니었는지 등의 여러 가지 후회를 하기도 합니다. 그래도 우리가 그때그때 할 수 있는 케어를 정성껏 합니다. 그로 인해 뜻밖의 "고마워요"라는 말을 들으면 어느 때보다 기쁘고 행복합니다.

이신칸에 '두 번' 오셔서 기억에 남는 분도 있습니다. 하나마키 출신의 구마가이 치요(가명) 님은 이신칸에 처음 오셨을 때 이미 90세가 넘으셨습니다. 전신 상태가 무척이나 나빴고 식사도 드실 수 없으셨지요. 임종까지 얼마 남지 않았다는 진단을 받으셔서 가족들도 각오하고 병원에서 옮겨오셨습니다.

직원들도 각오를 다졌습니다. 구마가이 님이 남은 시간을 안락하고 따뜻하게 지내시기를 바라는 마음을 담아 도왔습니다. 덕분인지 이신칸에서 안정을 찾으며 구마가이 님 표정도 점차 온화해졌습니다. 변화는 그뿐이 아니었습니다. 나날이 몰라볼 정도로 건강해지신 겁니다. 구마가이 님은 치매 때문에 스스로 식사하실 수도 없었습니다. 그래서 이신칸에서 식사를 도와드려 드실 수 있게 되자 몰라보게 생기를 되찾고 자립보행을 할 수 있을 정도로 회복되었습니다.

팔팔하게(?) 돌아다니시게 되자 다른 방에도 불쑥 들어가기까지 했습니다. 살날이 얼마 남지 않았다는 말을 듣고 퇴원하신 구마가이 님이 이렇게 건강해지셔서 기쁘고 놀라웠지만, 이곳은 이신칸이었습니다. 안정이 필요한 분들이 쉬고 계신 방에 뛰어들어가곤 하셔서 저는 구마가이 님의 신발에 작은 종을 달아드렸습니다. 이상한 곳에서 방울 소리가 나면 직원이 달려가서 모셔오는 나날이 시작되었지만, 오래 지속되지는 않았습니다. 치매 증세가 있는 점을 제외하면 건강을 회복하신 구마가이 님은 다양한 레크레이션 활동이 가능한 요양시설로 옮기게 되었습니다. 이른바 이신칸을 '졸업'하신 것입니다.

그 후로 2년도 채 되지 않아 구마가이 님이 다시 가족들과 함께 이신칸에 오셨습니다. 워낙 고령이신 데다 치매 증세도 더욱 진행되어 있어서, 뵙자마자 '이번에는 정말 때가 되었구나' 하는 느낌을 받았습니다. 혹시 조금이라도 이신칸에 안 좋은 추억이 있었다면 결코 돌아오고 싶지 않으셨겠지요. '졸업'을 한 이후에도 무슨 일이 있으면 이곳을 다시 찾을 정도로 의지해주고 계신 것이었습니다. 그 뒤 한 달 정도를 이신칸에서 지낸 후 구마가이 님은 숨을 거두셨습니다. 구마가이 님은 아주 매력적인 분으로, 직원이 적변(항문에 손을 넣어 변을 적출하는 의료행위—옮긴이) 처리를 했을 때는 "난폭하게 굴었다"며 이틀간 말을 한마디도 하지 않으셨던 에피소드도 있었습니다.

  의료가 한계에 직면했다 하여도, 저희는 환자분들에게 말을 걸고 손발을 어루만져 드리는 등 그분들이 무엇을 원하시는지 고민하면서 임종 때까지 마음을 다하고 싶습니다. 정성껏 케어를 하다 보면 반드시 통하는 것이 있다고 생각하게 되었습니다.

재택형 공유병상이 나이에 상관없이 의료 의존도가 높은 폭넓은 연령층의 환자들을 받아들일 수 있을 때까지 성장해간다면, 많은 의사들과 간호사들의 부담을 줄이고 그들의 삶의 질을 높이는 데도 공헌할 수 있다. 육체적·정신적 여유를 되찾는 것은 자연스럽게 의료의 질적 향상으로 이어지게 된다. 이는 일본 전역의 사람들에게 다시 없는 혜택이 되어 돌아올 것이다.

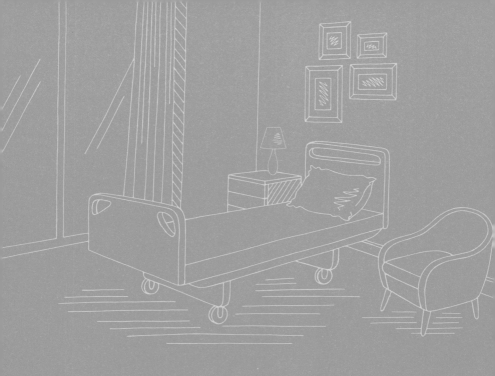

제 **5** 장

민간 비즈니스의 힘이
일본 의료를
바꾼다

사회보장 재원을
더 이상 낭비할 수 없다

일본 국민은 병에 걸리거나 다쳤을 때 전국의 어느 의료기관에서나 정해진 요금으로 진찰받을 수 있다. 특정기능병원이나 일정 규모 이상의 지역 병원 등, 큰 병원에서는 최근 소개장이 없는 초진이면 특별 요금이 필요해지긴 했다. 그러나 지역 주민이 아니거나 소득이 낮아서, 아니면 그 밖의 다른 이유로 진찰을 받지 못하는 일은 없다. 지위나 소득에 따라 최소한으로 받을 수 있는 의료의 질이 변동하는 일도 없다.

일본의 국민개보험제도는 세계에서도 보기 드문 높은 수준의 평등을 실현하고 있으며, 그런 점을 크게 자랑해도 좋다고 생각한다. 만약 이런 의료제도가 없다면 지금처럼 안심하고 학업이나 일에 전념하며 생활할 수 없을 것이다. 질병이나 부상을 입을 때마다 치료에 큰돈이 들게 되면 국민들은 더욱더 저축에만 힘쓰게 될 것이기 때문이다.

요즘은 여러 비판을 받는 연금제도지만, 이와 같은 사회보장제도가 있어서 우리가 사회 속에 뛰어들어 여러 가지를 도전하며 살 수 있는 것이리라. 그렇지 않으면 '실패할 수 있는 사람'은 경제적 혜택을 받는 일부에 한정되고, 이는 사회가 더욱 풍요롭게 발전하기를 바라는 우리에게 큰 걸림돌이 되었을 것이다. 세계적으로도 높은 수준의 보건의료를 실현하고 있는 보험제도는 세계 최장의 평균수명을 달성하는 데 크게 공헌했으며, 동시에 일본이 선진국으로 성장할 수 있었던 큰 원동력이 되었다.

하지만 이제는 제도가 한계에 다다랐다. 제1장에서도 소개했듯이, 2017년 기준으로 의료비는 약 40조 엔에 육박했으며 전체 사회보장급부비는 120조 엔으로 예산 베이스를 돌파해버렸다. 인구 구조가 고령화로 한층 더 가속되는 가운데, 단순히 제도를 유지해가는 건 더 이상 가능하지 않으며 이를 국민 전체의 문제로 깊게 인식할 필요가 있다. 고령자가 늘어도 생산연령인구가 줄어들면 보험 재원의 지출은 점점 증가하고 수입은 줄어든다. 이 '적자체질'의 흐름을 바꾸는 방법은 결국 수입(재원)을 늘리거나 지출(급여)을 짜내는 두 가지밖에 없다.

수입을 늘리기 위해 정부는 어떻게든 소비세를 증세하려고 한다. 이런 대책은 명백히 국민들의 부담으로 연결되며, 결국 소비를 억제한다. 결과적으로 경제 정체를 초래하는 이 방법이 제도 개혁의 기폭제가 되리라는 기대는 지금으로서는 하기 어렵다. 한편, 지출을 줄이기 위해서는 지역포괄케어시스템을 확립하고 정착시키려 하고 있다. 의료재원을 더욱 효율적이며 지역완결형으로 사용해나가려는 노력인 것이다.

고령화사회가 진행되면서 일본에서는 환자 케어가 병원에서 완결되지 않는 경우가 많아졌다. 병이나 상처치료가 끝난 후에 긴

재활치료가 필요하거나, 난치병으로 항상 전신을 케어받아야 하는 이들이 늘었기 때문이다. 예전 같으면 병원에서 장기적으로 요양생활을 했을 사람들이 앞으로는 병원이 아닌 정든 동네에서 요양을 하도록 한다는 의료행정 방침은 변하지 않을 것이다.

기능 분화를 촉진해서
의료재원을 효율적으로 분배한다

지역포괄케어시스템 개념의 핵심은 간호케어를 병원만이 짊어지는 것이 아니라, 지역 전체가 환자를 케어하고 돕는 '지역완결'에 있다.

급성기 병원에서 수술을 마친 후에는 회복기 병원으로 환자를 옮겨서, 각종 치료나 재활 등을 통해 일상에 복귀할 수 있도록 돕는 걸 목표로 한다. 또한 말기 암 환자나 난치병 환자들도 병원에서 각종 치료를 받은 후, 남은 생을 의미 있게 보낼 수 있도록 자택에서 생활할 수 있도록 한다. 환자가 자택으로 돌아간 뒤에는 지역 의료기관을 통해 재택의료를 받는다. 또한 지역 모임이나 노인클럽, NPO나 자원봉사단체의 힘을 빌려서 건강한 상태를 유지할 수 있도록 돕는다. 케어가 필요할 때는 재택 서비스를 지원하거나 시설 등에서 도움을 준다.

또한 지역 전체에 '자조(自助), 공조(公助), 공조(共助), 호조(互助)'가 기능하는 체계를 정비함으로써 급성기 병원의 부담을 가능하면 줄인다. 공조(公助)는 세금에 의한 공적 부담을 뜻하며, 공조(共助)는 개호보험 등 위험 부담을 공유하는 이들(개호보험 피보험자)의 부담을 뜻한다. 무엇보다 자조(自助), 즉 병의 예방이나 건강 증진, 셀프케어뿐만 아니라 지역 주민의 조직 활동, 이웃 간 자원봉사 등을 포함해 서로 돕는 호조(互助)가 앞으로 더욱 중요해진다.

최고 수준의 의료·간호 체계로 병상을 유지하는 급성기 병원에는 많은 고정비와 변동비가 든다. 지역에 이런 시스템을 구축함으로써 공조(公助·共助)의 대폭적인 확충에 기대지 않고, '이따금 병원, 주로 재택'을 실현하여 다양한 이들과 연계해 지역 의료를 지탱해나가려는 대응법이다. 이때 포인트가 되는 것이 바로 '연계'다. 병원 의료와 요양, 생활지원과 복지 서비스라는 건 각기 다른 제도와 구조로 되어 있어서 자동으로 연결되지 않는다.

제3장에서 케어매니저의 전문화를 제언했지만, 재택요양에는 의료보험과 개호보험이 모두 필요하다. 재택의료를 받는 이들의 요개호 등급이 높아지고 요구의 다양화와 복잡화가 진행되는 가운데 전문 인력의 육성이 급선무다. 우리의 재택형 의료병상에서는 실력이 뛰어난 간호사가 상담을 맡고 있다. 지역 병원의 현황이나 요양시설 등의 상황을 파악해두고 이신칸보다 알맞은 장소가 있으면 소개하거나 반대로 소개받기도 한다.

'연계'는 매일의 구체적인 활동을 뜻하며 이를 위해서는 서로 간의 신뢰를 쌓아가는 것이 중요하다. 지역에 있는 병원이나 요양시설, 재택의료 서비스 등 다양한 의료자원이 유기적으로 연결됨으로써 개개인의 의료와 생활을 돕는다. 이제는 예전처럼 병원이 모든 기능을 '종합'한다는 부담을 떠안아야 했던 시대에서 변화해야 할 때가 된 것은 아닐까? 지역의 의료시설과 요양시설이 역할 분담을 명확히 하고, 인구에 비해 과잉된 의료자원이 있으면 기능을 전환한다. 반대로 부족한 기능이 있으면 넓은 시각에서 지역을 전망하여 기존 시설 등과 연계하며 보완해갈 수 있도록 행정을 조정해가는 발상이 필요하다.

부족하다고 자꾸 만들기만 하는 것도 좋지 않다. 저출산 고령화 시대에서 머지않아 총인구 감소 시대로 일본은 변해갈 것이다. 그때는 지금 시대에 맞춘 '하코모노(일본 정부가 공공사업으로 지은 건물 등을 속칭—옮긴이)'들이 무용지물이 될 것이다. 따라서 시설의 신규 개설에 의해 지역 의료의 균형이 무너지지 않도록 때에 따라 조건을 붙이는 것도 필요하다. 남아도는 의료자원이 있다면 축소를 위한 움직임도 해야 한다. 정보통신기술을 통해 정보를 공유하면서 사회보장급부비를 재원으로 하는 의료시설과 요양시설의 기능 중복을 줄이고, 각각의 의료자원을 집약해나가면 낭비가 줄어든다. 각 시설의 기능이 강화되고 급진화되어간다면 같은 효과를 기대할 수 있을 것이다.

이른바 '시골'인 지방에는 만성적인 의사 부족 현상이 발생하고 있다. 의사가 필요한 의료 현장은 전국 곳곳에 있지만, 지방에는 더욱 압도적으로 의사가 부족하다. 제3장에서는 전국적으로 30만 명 이상의 의사가 부족하다고 여겨지지만 사실은 자원 배분의 문제라고 지적했다. 과소지역 병원에 필요충분한 수의 의사를 계속해서 고용할 여력이 없다 보니 의사 부족으로 인해 가혹한 노동 환경이 조성되고, 의사가 하나둘 떠나면서 그 현상이 가속된다. 이로 인해 병원이 무너지고 지역 의료가 붕괴에 이르는 악순환을 끊어내야 한다.

의사가 도시지역에 집중되는 현상에는 여러 가지 이유가 있다. 그러나 이러한 현상의 근본적인 구조를 바꾸지 않고, 다양한 보조 정책 등으로만 지방 근무를 장려하는 것은 좋은 해결책이 아니다. 의사들이 만성적인 인력 부족에 시달리면서도 몸을 축내며 버티던 상황은 이미 한계점을 넘어섰다.

나라에서 추진하고 있는 지역포괄케어시스템의 '철학'은 지역이 서로 떠받치고 협조하는 것에서 시작한다. 지역 의료에 필요한 종합병원이 존속하기 위해서는 그 네트워크 안에 있는 규모가 작은 병원들이 각각의 기능에 특화하고, 네트워크로 보완할 수 있는 것은 정리하고 재편해야 한다.

지역 병원들에 흩어져 있던 의사들을 지역의 '종합병원'에 집약할 수 있다면 어떨까. 의사가 충분한 이 병원은 진료과를 늘려 급성기 기능을 더욱 향상할 수 있게 된다. 의사의 노동 환경도 대폭 개선될 것이다. 지역의 급성기 의료를 담당하는 종합병원에 기능을 집약할 수 있다면, 그 지역의 증례 데이터 수집도 진척될 수 있으며 연수교육의 내용도 폭넓게 충실해질 것으로 기대할 수 있다. 의학 향상을 위해서도 이점이 많은 구조라고 할 수 있겠다.

한편, 급성기 기능을 가진 병원들은 회복기나 만성기 환자를 전문적으로 수용하면 좋다. 그러면 병원 간에 '환자 쟁탈'과 같은 상황이 사라져서 환자를 불러오기 위해 검사기기를 경쟁하듯이 구매하거나, 그 유지비에 허덕이거나, 빈번하게 검사해서 진료수가를 벌어들일 필요가 사라진다. 지역에 필요한 기능을 제공할 수 있는 이들이 서로 돕는 네트워크 속에서 각각의 역할을 할 수 있다면 더욱 효율적인 의료가 실현될 것이다.

지역포괄케어시스템은 가까운 장래에 일본의 의료 및 케어를 재원적으로 무너뜨리지 않기 위해서 꼭 필요한 방책이라고 생각한다. 의료와 케어 같은 생명에 관련된 사업은 가능하면 평등하게 이용자에게 제공될 수 있도록 기본적으로 정부가 주도권을 잡아야 한다. 하지만 모든 일에는 장점과 단점이 반드시 존재한다. 지역포괄케어시스템에도 구조적인 약점이 존재한다는 사실은 부정할 수 없다. '많은 사람이 효율적으로 의료와 케어를 이용할 수 있게 한다'는 의도로 제도를 설계해도, 제도로 구해낼 수 없는 이들은 반드시 생겨난다. 제도가 촘촘히 짜일 때까지 시간이 걸리기도 한다. 이른바 '요구의 발생'이다. 제도적 모순이라며 비판하는 것은 쉽다. 하지만 지금 당장 도움을 필요로 하는 사람들이 있기에, 누군가가 제도의 틈을 급히 보완해야 하는 것이다. 그렇지 않으면 그 사람들은 무참히 버려진 듯한 심정을 맛봐야 한다.

그렇다면 재택형 의료병상이 해결책을 제시하고 그 유효성을 세상에 물어볼 수 있지 않을까? 그렇게 마음먹고서 지금까지 언급했던 이신칸 사업을 설립하고 키워왔던 것이다.

제도가 키운
'아뿔사' 의식을 바꿔야 한다

재택형 의료병상인 이신칸의 운영 주체가 주식회사라는 것을 알면, 사람들은 그것 자체를 신기해하곤 한다. 경계심부터 보이는 이들도 있다. 나 역시 그런 사람들의 마음을 잘 이해한다. 뉴스에서는 기업의 부정적인 면모가 주로 조명되다 보니, '생명을 다루는 의료 세계에 이익 지상주의가 만연해서는 곤란하다', '위장이나 관리 소홀, 금전을 속인다거나 고객(환자)에게 해를 끼치는 영리 조직이 의료에 접근해선 안 된다'고 생각하는 사람들이 있을 것이다. 실제로는 어떨까? 법인의 형태가 어떻든, 사고나 불상사는 일어나기 마련이다. 간판이 '공적'이든 '사적'이든 사업의 질과는 관런 없지만, 역시 '국립'이나 '현립(한국의 도립에 해당—옮긴이)', '의료법인', '사회복지법인' 등과 같이 공적인 보증이 있는 조직이 왠지 더 믿음이 간다고 일반적으로 여겨지는 것은 어쩔 수 없다.

하지만 어떤 조직이든 지속적이고 안정적으로 사회적 가치를 창조하고 발전하기 위해서는 '자력'으로 '지속 가능'해야 한다고 생각한다. 사회 및 환경과 공생하고 같이 발전하기 위한 노력이 필요한 것이다. 의료에서는 귀중한 보험 재원을 소중히 사용하는 것이 사회와의 공생을 의미한다고 본다. 필요하다고 해서 사회보장급부비라는 공적 재산을 제한 없이 쏟아붓는 것이 사회의 지속 가능성 그 자체를 보장하진 않을 것이다.

세계에 자랑할 만한 일본 의료를 지속 가능한 것으로 자활시키기 위해서는 참신한 사고방식이 필요하다. 시장경쟁에 직면하여 서비스 품질의 향상이나 인재육성 등에 힘쓰고, 조직과제 해결에 끊임없이 임하면서 의료를 '경영'하는 시점이 필요한 것이다. 만약 기존의 틀 안에 매몰되어 있었다면 '의사를 아웃소싱한다'는 발상은 나오지도 못했을 것이다.

의료뿐만 아니라 어떤 제도라도 마찬가지겠지만, 한번 만들어지고 시행된 후 시간이 어느 정도 지나면 우리는 그것을 상식으로 받아들이고 더 이상 의문을 품지 않게 된다. 그 '당연함'이 큰 혜택을 주거나 왜곡된 것이라 해도 더는 고마움이나 의문을 품지 않게 되어버린다. 그리고 자연스럽게 그 제도의 틀 안에서 사고하고 행동한다. 과거에 의료보험의 본인 부담률은 10%였지만, 그것이 30%로 올라갔을 때 국민 전체는 큰 비난으로 들끓었다. 10%가 왜 당연한지, 어떻게 그런 혜택이 가능했던 건지 알려고 하는 사람이 적었기 때문이다.

나는 의학 기초연구에 20년 정도를 종사했는데, 당시 기초연구에 필요한 자질로 '세상으로부터 자신을 어느 정도 차단하는 능력'을 꼽은 적 있었다. 바꿔 말하면, 주변 환경의 '당연함'에 물들지 않고 항상 외부의 시선으로 보고자 노력해야 한다. 덕분에 나는 의료제도를 틀 밖에서 바라보고 되물어볼 기회를 얻었다. 그 결과 의료 세계에서의 '당연함'을 재고할 여지가 있다고 알아차리게 된 것이다.

민간기업이기에 케어의 질에 해이가 발생하지 않는다

그런 내가 도달한 게 바로 이신칸이다. 예를 들어 이시칸에서는 외부 의사나 케어매니저를 적극적으로 활용하고 있는데, 이는 구조적인 비용 절감 측면도 있지만 동시에 의료에 종사하는 민간법인으로서 투명성을 더욱 높이고 싶었기 때문이기도 하다. 왜냐하면 이신칸이 의료 의존도가 높은 환자들에게 방문간호 방식으로 간호케어사업을 운영하는 것이니만큼, 의료제도에 훤한 사람들이라면 '제멋대로 하고 있는 거 아닌가?' 하고 의심할 것이 분명하기 때문이다.

내가 의사라서 아는 것이지만, 오해를 무릅쓰고 말하자면 방문 간호에서는 의사 진단서와 지시서가 있으면 환자 방문 시 어떠한 간호케어도 할 수 있다. 당연히 "만약을 위해 지시서를 만들어놓자"라고 말하면서 방문간호를 활용하는 것도 불가능하지 않다. 의사와 방문간호센터가 같은 그룹에 있다면 그 '효과'는 절대적이다. 해가 되지 않는 범위에서 과잉 의료를 제공하여 수가를 얻을 수 있으면 그만큼 경영이 윤택해진다. 그런 의미에서 의료 제공은 진단서와 지시서를 쓰는 의사의 양심에 깊게 의지한다. 그 결과 '부정(不正)'하다고는 말할 수 없어도, '해이'가 일어날 틈이 생겨버린다.

이와 같은 이야기는 요양업계에도 있다. 요양사업자들은 통상적으로 케어매니저를 자사에 두고 있는 경우가 많으며, 그 케어매니저가 이용자의 케어 플랜을 짜는 역할을 한다. 그런데 케어매니저는 급여를 받고 일하므로 경영자로부터 수익에 대한 압력을 받을 가능성이 없다곤 할 수 없다. 그 결과 촌탁(지시가 없어도 윗사람이 원하는 바를 헤아려 일을 처리하는 것―옮긴이)이 작용해 과잉 플랜이 세워지고, 그만큼 이용자의 본인 부담 및 보험 재원의 낭비가 증가할 우려가 있다. 물론 의료 및 케어에 관여하는 사람들 대부분이 진심으로 환자와 그 가족을 대하고 있다는 사실은 잘 알고 있다.

하지만 업계에 훤한 사람들이다 보니 순간적으로 의심하게 되는 것도 사실이다. 즉 제도에 '뒷면'이 있다는 것은 이 업계에서는 이미 상식처럼 여겨진다.

이러한 상황을 그냥 두어서는 안 된다. 이익을 중시하는 주식회사 대표로서는 모순된 태도일지도 모르겠다. 하지만 그렇기 때문에 '겉치레나 허황된 말을 늘어놓고 있다'고 보이지 않도록 해야 한다고 생각했다. '배나무 밑에서 갓끈 고치지 말라'는 식의 이야기는 아니지만, 이신칸의 의사나 케어매니저를 아웃소싱으로 꾸리는 이유에는 그런 의식도 한몫했기 때문이다. 이것은 법령 준수라는 윤리감을 훨씬 초월한 우리의 기업 정신이기도 하다. 의사나 케어매니저가 외부 사람이면 '이신칸의 수익이 늘어나도록' 진단서나 케어 플랜을 '촌탁'할 필요가 없게 된다(자본 관계 등에 얽매이지 않음은 제3장에서도 언급했다). 오히려 그런 잘못을 저지름으로써 생명을 다루는 직업인으로서의 신용을 잃는 위험 부담을 의식해서인지, 가능하면 적절한 지시서를 작성하고자 하는 마음이 더 강하게 작용한다.

만약 '이신칸은 위험한 곳이다'라는 생각이 들면 외부 의사들은 재빨리 손을 뗄 것이다. 외부의 케어매니저들도 자신이 담당하고 있는 환자들을 소개해주지 않게 된다. 이신칸이 의사와 케어매니저를 모두 아웃소싱하는 건 케어의 질에 해이가 발생하지 않도록 경계하기 위함이며, 또한 환자 이득을 우선으로 여긴다는 가장 기

본적이고 중요한 가치를 표명하기 위함이기도 하다. 외부 협력자
와의 신뢰 관계를 유일한 지주로 삼아 스스로에게 엄격한 기업인
본연의 자세를 나타내고자 함이다.

의료 세계는 전문성이 매우 높은 분야다. 제도에 대해서도 업
계 밖에 있는 사람들은 알 수 없는 것이 많다. 하지만 그 상태에
너무 매몰되어 있으면 다른 업계나 세간의 상식 등에서 멀어지고,
외부인들이 투명하다고 느끼지 못하는 일들에 의문조차 품지 못
하게 되어버릴 수도 있다. 예를 들어 아무리 '경영 효율화'를 꾀한
다 해도, 보조금을 받는 게 전제되거나 적자여도 망하지는 않을
거라고 생각하게 되면 어떨까? 지금까지 해온 자신의 업무 방식을
엄격한 잣대에서 객관적으로 보기 어려워진다. '좋은 의료를 제공
하고 싶다'고 생각하는 의료인이 대다수라 할지라도 개혁의 칼날
은 무뎌지고 만다.

나는 의료제도의 '당연함'으로부터 자신을 떼어놓는 것으로 새
로운 의료 및 요양사업을 꾸려가고 싶었다. 무엇보다 지금까지 뜻
있는 의료인들 덕분에 가능했던 일본 의료계의 전반적인 성장에
다른 각도에서 도움을 주고 싶다.

제약 속에서의 자유 경쟁이
'혁신'의 토양이 된다

전체적으로 보면 일본의 의료제도와 복지제도는 구석구석까지 세세하게 설계되어 있고 상당히 잘 만들어졌다. 하지만 그래서 더욱 업계 사람들이 제도에 안주해서는 안 된다. '제도의 제약을 뛰어넘는 새로운 의료사업을 만들어낼 수도 있지 않을까?' 하고 지혜를 모으는 것이 중요하다. 독창적이면서도 양질의 성과란 반드시 '충분한 시간을 들여 자유롭게 구상'하는 여유로운 환경에서 생겨나는 것만은 아닐 것이다. 물론 생물진화 이론을 확립한 찰스 다윈처럼, 남아도는 부와 시간적 여유를 바탕으로 혁신적인 성과를 가져온 연구자들의 사례도 있다. 하지만 지금은 그와 같은 환경이 혁신을 보증한다고 생각하는 사람은 많지 않을 것이다. 반대로 불편함이나 극복해야 할 것에 직면해, 제한된 조건 속에서 창의적으로 연구한 덕분에 새로운 발견을 하게 된 경우도 많다.

여담이지만, 교토대학의 야마나카 신야 교수가 개발에 성공해 노벨생리학·의학상을 수상하게 해준 iPS세포는 실로 그런 제약에서 생겨난 성과라고 할 수 있다. 다양한 기능으로 분화해서 증식 가능한 줄기세포라고 하면 이미 ES세포가 있었고 연구도 진행되어왔다. 그러나 ES세포를 만들기 위해서는 수정란이 필요하고, 그 채취는 수정란을 죽이는 결과로 이어지기에 윤리상의 문제로 기독교 신자들이나 단체로부터 큰 반대를 받았다. 그런 어려운 '제약'으로 인해 연구자들은 다른 방법을 모색하게 되었고, 이는 피부세포 등으로 만들 수 있는 iPS세포 연구로 이어진 것이다.

어려운 제약 속에서 자유경쟁이 일어난다. 그런 환경이야말로 때로는 뛰어난 혁신이 탄생하게 되는 조건이 되어준다. 그래서 나는 이신칸 사업을 보다 냉정한 자본주의 환경에 노출시켜 단련하고자 했다. 의료 세계에서 주식회사를 지키고 성장시킨다는 건 상당히 힘든 면도 있지만, 조금씩 실적을 쌓으면서 업계와 세상의 상식을 바꿔나가고 싶다.

사업 성장의 진수는
운영을 단련하는 것에 있다

사업을 강하게 성장시키기 위해서는 혁신이 요구된다. 혁신이라고 하면 뭔가 새로운 기술을 개발하여 획기적인 상품이나 서비스를 세상에 내놓아야 할 것 같은 이미지가 있지만, 나는 꼭 그런 것만이 혁신인 건 아니라고 생각한다.

구조에도 혁신이 가능하다. 새로운 물건이나 서비스를 만들어내는 것이 전부가 아니다. 현장에 뻥 뚫린 '구멍'을 발견하여 시장의 새로운 요구에 맞추는 것도 혁신이다. 이신칸이 실천하고 있는 것은 실로 구조의 혁신이라고 할 수 있다. 이신칸이 현장에서 제공하고 있는 것은 의료 및 요양의 케어 서비스이며, 그 자체는 새롭지 않다. 새로운 것은 병상에서 의사를 아웃소싱한다는 개념이고, 지역에서 병상을 공유한다는 구조 그 자체이다.

이는 업계 안팎에서 고정관념으로 자리 잡고 있던 '병상'의 개념을 부수고 새로운 병상의 모습을 제안해나가려는 시도라고도 할 수 있다. '병상은 의사가 상근하는 병원에 있는 것'이라는 의료 시스템을 향해 우리는 '정말로 그럴까?' 하며 처음으로 되물어보고 있는 것이다. 설령 전에도 이미 같은 질문을 했던 이들이 있었을지도 모르지만, 직접 구조를 구축하고 사업을 펼쳐 보여주면서 어느 정도 궤도에 오를 때까지 성과를 올릴 조직은 없었다고 생각한다. 지금 우리가 가지고 있는 자원의 조합 방법을 바꾸는 것만으로도 의료 및 요양의 세계는 다시 크게 거듭나 '비용은 절약하면서 질은 높일 수 있는' 여지가 남아 있다.

이신칸은
내일의 의료를 바꾼다

오래된 세계관을 뿌리부터 뒤집는 '패러다임의 전환'까지는 아니더라도, 이신칸의 구조가 더 많이 받아들여지면서 사회의식을 변화해간다면 이 구조의 장점은 한층 더 폭넓은 곳에서 활용될 수 있을 것이다.

예를 들어 앞에서도 언급했듯이 '24시간 간호케어를 전제로 하는 병상에 적합한 의료 전문가가 방문한다' 또는 '간호 체계가 정비된 병상을 지역에서 공유한다'는 구조는 고령자뿐만 아니라 장애인을 위한 의료와 케어에도 충분히 유효하다. 그래서 나는 이신칸의 구조를 확장시켜, 경관영양이나 기관절개 등에 의해 세심한 간호가 필요한 아동 환자를 위한 사업도 본격적으로 전개하고자 한다.

이와 같은 사업을 펼치는 데 걸림돌이 되는 것은 의료설비의 정비와 같은 하드웨어적인 면이 아니다. 오히려 간호사의 확보나 아동 케어에 대한 충분한 지견과 같은 소프트웨어적인 면에서의 충실함이 무엇보다 중요하다. 하지만 이는 이신칸 체계를 통해 그 대응력을 충분히 확보할 수 있다. 만성기 소아병상의 관리 운영은 지금까지 병원에서만 가능하다고 여겼다. 그러나 이신칸 체계가 있으면 의사를 상주시키지 않은(더욱 저비용의) 환경에서도 안심할 수 있는 안전한 형태를 성립할 수 있다. 더욱이 받아들일 수 있는 범위를 성인으로도 넓히면, 의료 의존도가 높은 아동이 성장하더라도 원스톱으로 받아들일 수 있게 된다.

일본 의료는 지금까지 모든 의료 관계자들의 헌신적인 선의와 희생으로 유지되었다. 특히 급성기 의료를 담당하는 의사와 간호사들은 압박감과 스트레스에 시달리면서도 매일매일 바쁘게 생명을 위해 일하고 있다. 항상 '풀 스로틀(최대 출력)' 상태에서 거의 쉼 없는 나날을 보내는 의료인들이 적지 않다. 저출산화가 진행되는 과소지역에서 일하는 의료종사자들은 극도로 피폐해진 상태다. 그런 선의에 너무 의존하는 의료 시스템은 이제 슬슬 끝내는 것이 좋지 않을까. 의사에게도 간호사에게도 개인으로서의 삶이 있다. 재택형 공유병상이 나이에 상관없이 의료 의존도가 높은 폭넓은 연령층의 환자들을 받아들일 수 있을 때까지 성장해간다면, 많은 의사들과 간호사들의 부담을 줄이고 그들의 삶의 질을 높이는 데도 공헌할 수 있을 것이다. 의료인들이 육체적·정신적 여유를 되찾게 되면 그것은 자연스럽게 의료의 질적 향상으로 이어지게 된다. 이는 일본 전역의 사람들에게 다시없는 혜택이 되어 돌아올 것이다.

이신칸이 실현하는 '재택형 의료병상'은 이용자뿐만 아니라 의료 관계자 전체, 더 나아가서는 일본 전체의 행복의 총량을 증대시킬 잠재력을 지닌 새로운 의료 형태다.

인생 100세 시대를 준비하는 경제사회 시스템의 대개혁. 이에
대한 도전이 국가의 주요 정책 중 하나가 되면서 다양한 논의가
일어나고 있다.

나는 생명과학 연구자로 20년을 일한 후, 경영자가 되어 인생
의 제2막을 살고자 결심했다. 하지만 인생을 100세 시대로 바라보
는 지금, 앞으로 이어질 제3막까지 내다보면서 무엇을 지향하며
어떻게 살아갈지 생각해야 하는 시대가 벌써 왔는지도 모른다. 50
년 전 평균수명은 남녀 모두 60대였다고 하지만, 지금은 인생 제1
막의 끝을 여생으로 삼고 살기에는 남은 나날이 너무 길다.

생명과학은 생명을 연구하는 학문이다. 그 대상은 생물 전체이
며, 연구 영역은 분자·유전자 수준에서부터 생물 개체, 환경, 그리
고 그것들과의 관계나 변화까지 광범위하다. 생명의 수수께끼 중
하나를 주제로 설정하고, 가설을 세운 후, 실험 등을 통해 시행착
오를 거듭하며 가설을 실증한다. 그 가설검증 사이클을 반복하며
생명의 진리와 전체상에 다가간다.

연구자 때는 지극히 기초적인 연구에 종사했지만, 이러한 과
학적 사고법과 사업 경영에 필요한 사고법 사이에는 닮은 점이 있
다. 미리 주제를 설정하고 이를 달성하기 위한 작업가설과 실증
방법을 꼼꼼히 세우고 실행하기, 직관과 냉정한 분석에 기인하여

목표를 세우기, 과제의 본질을 꿰뚫고 끊임없이 개선하기 등⋯. 지금은 모두가 당연하게 여기는 어떤 구조나 사고방식들도, 처음에는 누군가의 의심으로부터 시작해서 하나씩 만들어져 오늘날이 이르게 된 것이라고 생각한다. 과제가 떠오르면 그것이 발생한 근본 원인을 찾은 뒤 구조 개선을 제안했을 것이다.

한정된 의료재원은 새로운 가치로 이어지는 활동으로 분류되는 편이 일본의 미래를 위해 도움이 되리라 생각한다. 병상 비용의 효율적인 절감이 이루어지면 그만큼 첨단의학 연구를 촉진하거나 신약 개발을 위한 재원을 늘릴 수 있다. 일본의 우수한 과학기술력으로 지금 이상의 세계적인 공헌도 이룰 수 있게 될 것이다. 세계에 자랑할 만한 일본 의료를 차세대에도 지속 가능한 것으로 발전시킬 수 있다.

혁신은 항상 불편함 속에서 태어난다. 제약을 뛰어넘어 새로운 가치를 창출하려는 시도, 즉 모순을 극복하고 한정된 자원에서 새로운 연결고리를 찾아 현상을 넘어서려는 시도가 혁신의 근원이다. 비록 누구도 가지 않은 세계지만, 현장 속에서 구체적인 행보를 시작하는 것이 중요하다고 생각한다. 앞으로도 의료 분야의 사회적 과제를 마주하며, 항상 새로운 것에 도전해나가고 싶다.

의료와 요양사업은 그 자체로도 무척이나 중요하다. 하지만 그렇다고 해서 보험 재원으로부터 수익을 얻으면서도 스스로를 돌아보지 않는 것은 결코 칭찬받을 일이 아니다. 한정된 보험 재원의 낭비를 가능하면 피하고, 필요한 가치에 초점을 맞추어 사업을 발전해나가야 한다. 사업 운영을 통해 차세대에 활약할 인재 육성에 공헌해야 한다. 이용자들과 그 가족, 직원들과 그 가족, 환경이나 지역 사회와의 공유가치를 창조해야 한다. 이러한 노력을 계속해나가고 싶다.

책임 있는 의료 및 케어의 일단을 담당해 지역 의료에 일조하고 싶은 의료 관계자들의 부담을 줄이는 데 도움이 되고 싶다는 창업을 뜻을 고수하면서, 앞으로도 새로운 도전을 해나가려고 한다. 의료 분야에 다양한 경쟁자가 등장하여 공평하고 활발한 자유경쟁이 활성화되는 것이 앞으로의 이 업계에 필요한 일이 아닐까 생각한다. 그것이 일본에 큰 활력이 되어줄 것으로 기대한다. 이 책을 통해서 재택형 의료병상이라고 하는 어느 사회 실험이 어려운 상황에 처한 의료에 한 줄기 빛이 될 가능성을 느껴주었다면 저자로서 기쁘게 생각한다.

마지막으로 이 책에서 소개한 재택형 의료병상의 구조적 혁신과 그 가능성에 공감해주고 매일같이 함께 땀을 흘리며 힘을 다하고 있는 직원들에게 진심으로 감사의 말을 하고 싶다. 그들의 창의성과 배려, 사려 깊음이 그 무엇보다 친절한 미래 의료로 이어지고 있음을 확신한다.

이 책의 제작 등에는 역사를 함께하며 헌신적인 노력을 계속해주고 있는 주식회사 앰비스 직원들의 지원을 받았다. 집필이나 자료 수집, 취재 등에 큰 공헌을 해준 홍보부장 마츠우라 유미코, 편집 작업에 인내를 가지고 함께해준 히라타 켄지에게 감사를 드린다.

감사합니다.

2018년 7월

시바하라 케이이치

"요양원에 가면
죽으러 가는 거래"

한평생을 의사 남편 옆에서 우아하고 곱게 살아오신 어머니가 2년 전 치매초기 진단을 받으셨다. 본인은 물론 자식인 나도 그 사실을 인정하고 싶지 않았고, 어찌 대처해야 할지도 몰라 온갖 정보를 찾아 헤맸다. 어머니는 요양원에 가면 죽는 날만 기다리는 거라고 하시며 결사코 안 가겠다 하셨다. 앞으로 살면 얼마나 사실까 싶어 모시고 있자니, 그것도 그리 만만치 않은 상황이었다. 본인이 쓰던 가구와 집기, 온갖 추억이 가득한 잡동사니들을 보시며 하루를 보내는 어머니에게 집보다 나은, 아니 집 같은 요양원을 찾아드리기란 여간 힘든 일이 아니었다.

동사무소, 각종 센터 등 공무원들과도 많은 전화를 하고 동료 의사들에게도 도움을 요청했지만, 결국 해결 방법은 가족들끼리 찾는 수밖에 없었다. 아직은 정신이 있으신 어머니의 희망과 자식들 희망 사이의 절충안 찾기라고나 할까. 그나마 의사인 아들이 있어 조금 더 신경을 쓴다고는 하지만, 지금 어머니의 현실은 언젠가 닥칠 나의 미래라는 생각이 들었다.

의료난민이
되고 싶지 않다

나는 이 책을 일본 학회 참석차 들렀던 홋카이도의 어느 서점에서 발견했다. '의료난민'이라는 단어와 '재택병상'이라는 단어는 매우 자극적이었고, 임상의가 직접 쓴 내용이다 보니 현실 감각이 돋보일 것 같다는 생각에 그 자리에서 단숨에 읽게 되었다. 우리보다 앞서 의료보험 체계를 갖추었고 고령화에 직면한 일본의 의료 현장은 생각보다 심각했다.

　나는 현장에서 환자를 돌보는 의사이지 의료정책 전문가는 아니다. 현장의 문제점들을 해결할 번뜩이는 아이디어도 가지고 있지 않다. 치매에 걸린 어머니를 보면서, 지방에서 새벽부터 올라와 3분 진료를 보고 가는 환자들을 보면서, 잠도 못 자고 환자 곁을 지키던 제자들이 파업에 동참하는 것을 보면서 먹먹하고 답답한 마음이 가득하다. 의사인 나도, 환자도, 가족들도 그리고 문제를 해결하기 위해 고민하는 정부도 만족할 수 있는 대안은 결코 없는 것일까? 완벽한 해법은 아니더라도 적어도 그런 방향으로 가고 있다고 여겨지는 방법조차 없는 것인가? 이러다간 정말 모두가 의료난민으로 전락하는 건 시간문제가 아닐까 하는 걱정이 앞선다.

환자를 찾아 나서는
일본 의사들

일본에서 의사의 지위는 우리나라와 비교가 되지 않을 정도로 높다. 특히나 의사의 참여 없이 정책 수립 과정이 이루어진다는 것은 상상도 못 할 일이다. 아직도 촌지라는 게 존재하고, 유명한 의사의 경우 진료를 보고자 하면 소개장이 있어야 빨리 볼 수 있는 곳이 일본이다. 그런 의사들이 일부 지역에서 환자를 찾아 나서기 시작했다고 한다(병원을 직접 방문하는 층이 점점 줄어들고 있다고 하니 고령화 문제가 얼마나 심각한지 보여주는 단면이 아닐 수 없다).

내가 일본에서 근무를 시작하던 30여 년 전만 해도 그들이 가진 의료보험 체계와 시스템은 우리나라와 비교하여 매우 효율적으로 돌아가는 듯 보였다. 빈틈없이 세분된 수가 체계, 한 곳에 얽매이지 않고 탄력적으로 이동하면서 근무할 수 있는 의사들의 공급 시스템, 하고 싶은 연구를 하면서도 환자를 돌볼 수 있는 지원 체계, 입원환자들에게 제공되는 완전간호 등 부러운 것이 한둘이 아니었다. 지금이야 전공의 80시간이란 제도가 도입되어 그나마 좋은 환경이 되었지만, 그 당시 한국의 혹독한 전공의 시절은 일본의 그것과 비교해 하늘과 땅 차이였다.

그런 일본이 변하고 있다고 한다. 새로운 변화에 적응하는 것을 꺼리는 일본이 변화의 목소리를 내고 있다고 하니, 그 원인과 대책이 궁금해진 건 사실이다. 우리보다 앞서 고령화에 대한 고민을 시작한 일본의 사례는 많은 시사점을 준다. 저자는 현재 일본 의료제도의 문제점과 빈틈을 샅샅이 끄집어내어 그 틈에서 해법을 찾는 아이디어를 제시하고 있다. 노벨상 수상자 밑에서 연구를 했다는 점도 놀랍지만, 의사인 본인이 당연하다고 여기는 의료제도의 틀에서 벗어나 새로운 아이디어를 제시하는 모습은 일본인답지 않아 더욱 신선하고 신뢰가 간다.

한국 의료도
변하지 않으면 안 된다

그렇다고 저자의 새로운 아이디어에 전적으로 찬성하는 것은 아니다. 다만, 우리보다 앞서 시행착오를 겪고 있는 일본을 보면서 우리도 이제 다 같이 머리를 맞대고 우리를 보호해줄 의료정책과 시스템에 대한 고민을 시작해야 한다고 느낀다. 현장에서 해법을 찾으려는 노력을 시작해야 할 때가 온 것이다. 서비스 제공자가 공공기관이든 민간이든 간에 합리적이고 필요한 서비스를 제공할 수만 있다면 다 같이 고민해볼 만한 의미가 있지 않을까. 그리고 어느 누구도 나이 들어 움직일 수 없을 때 그저 하얀 천장만 바라보며 죽는 날을 기다리고 싶지는 않다는 것에는 모두가 찬성하고 있지 않을까.

한국 의료도 변화해야 할 시점이 되었다는 마음에서 시작한 일이지만 전문 번역가가 아니라는 점을 감안하고 읽어주시길 바란다. 저자의 인문학적 식견을 보여주는 비유와 은유법이 가득한 문구들을 멋지게 표현할 마땅한 한국말이 없어 번역하기 쉽지 않았던 것이 사실이다. 그동안 써왔던 성형외과 전공 분야의 의학서적을 쓰는 것보다 어려웠고, 우리나라 상황과 비교하면서 보느라 오히려 나에게 많은 공부가 되었다. 내가 이 책을 들고 하루 만에 읽었던 것처럼, 앞으로 우리에게 닥칠 '의료난민이 될 수도 있는' 상황에 대해 고민하는 분들과 함께하고 나누고 싶다.

2021년 겨울
장학

초고령사회 일본, 재택의료를 실험하다

펴낸날 1판 1쇄 2021년 1월 28일
1판 2쇄 2021년 10월 7일

지은이 시바하라 케이이치
옮긴이 장학
감수자 이경숙

대표이사 양경철
편집주간 박재영
편집 배혜주
디자인 박찬희

발행처 ㈜청년의사
발행인 이왕준
출판신고 제313-2003-305호(1999년 9월 13일)
주소 (04074) 서울시 마포구 독막로 76-1, 4층(상수동, 한주빌딩)
전화 02-3141-9326
팩스 02-703-3916
전자우편 books@docdocdoc.co.kr
홈페이지 www.docbooks.co.kr

ⓒ 청년의사, 2021, *Printed in Korea.*

ISBN 978-89-91232-90-7 (93510)